BRAIN FUEL
EVOLUTION

BRAIN FUEL EVOLUTION

Piccolo Compendio

GUY BERETICH

Guy Richard Beretich Jr

Contents

Questo libro è dedicato a
Barbara
che mi ha ispirato ad apprezzare l'arte
Giampaolo e Marisa
che mi hanno ispirato a diventare uno scrittore
Florence e Guy
che mi hanno insegnato che è buono imparare di
tutto

Immagine Copertina: *Il Concerto* di Gerard van Honthorst

Avviso

Avviso

Le informazioni nutrizionali e sulla salute presentate in questo libro si basano sulla letteratura scientifica corrente. Tale pubblicazione è intesa solo come risorsa informativa e non intende servire come guida all'auto trattamento e/o come sostituzione ai consigli di un professionista sanitario o alimentare qualificato.

I

Nutrizione, Intelligenza ed Evoluzione della Civiltà

L'idea che i principali progressi nelle civiltà si possano attribuire a cibi ricchi di sostanze nutritive che alimentano il cervello, mi si è presentata mentre stavo facendo una ricerca sulle cause dell'autismo. Quest'ultimo, come sappiamo, è stato collegato alla carenza di alcuni nutrienti.

Potrebbe essere che un solo fattore - il cibo - abbia causato l'ascesa e la caduta di grandi civiltà? Ho deciso di approfondire questo argomento ed ho iniziato a scoprire prove che, a mio avviso, sostengono questa tesi. Man mano che raccoglievo informazioni, mi sono reso conto che era possibile gettare le basi per comprendere come *determinati nutrienti siano stati fondamentali per il progresso umano* e quanto ciò sia rilevante per noi oggi.

Gli studi di ricerca hanno identificato quali nutrienti il cervello utilizza per produrre neurotrasmettitori e altri neurochimici necessari per svolgere il lavoro mentale. Chiamiamo questi "*nutrienti cerebrali*". Altre ricerche hanno identificato cibi ricchi di questi nutrienti. Chiamiamo questi "*cibi cerebrali*". Quando ho applicato queste informazioni alle civiltà del passato, come l'antica Grecia e l'Italia rinascimentale, ho scoperto che i principali progressi seguivano subito dopo l'arrivo di questi alimenti così importanti per la mente.

Secondo studi scientifici, ci sono almeno diciotto nutrienti cerebrali. Il fatto che ci siano così tante sostanze nutritive spiega perché i periodi di grande progresso sono stati così sporadici. Infatti, le probabilità di averli tutti disponibili ed in abbondanza simultaneamente sono piuttosto basse. In questo libro analizzo alcuni di questi periodi storici che hanno invece registrato un'alta disponibilità ed abbondanza di questi nutrienti e spiego come fare ad integrare gli stessi nutrienti nella nostra vita quotidiana.

2

Toscana Rinascimentale

Il Rinascimento italiano si sviluppò in Toscana intorno al 1300 d.C. In quel tempo i toscani iniziarono a "riscoprire" la sapienza greca e romana, che era rimasta trascurata in Europa durante il Medioevo, e altre culture che non erano ancora mai arrivate in Europa, come la sapienza araba. Fu una "rinascita" di arte e scienza, chiamato appunto "Rinascimento" che si cominciò presto a diffondere in tutta Europa e che continuò a svilupparsi per diverse centinaia di anni e che portò cambiamenti radicali nella filosofia, negli affari, nella religione e nelle arti.

Il Rinascimento italiano è stato ampiamente studiato e sono state proposte varie spiegazioni per la sua nascita: la peste bubbonica ridusse notevolmente la popolazione, rendendo disponibile più generi alimentari, il che fece sì che la popolazione rimanente fosse meglio nutrita; l'adozione del credito bancario da parte dei fiorentini generò il surplus economico necessario per finanziare le arti e le scienze; infine gli studiosi bizantini vennero a Firenze dopo la caduta di Bisanzio per insegnare la conoscenza greca e araba.

Sebbene questi fattori possano aver aiutato il progresso del Rinascimento, non hanno però fornito il cambiamento *fondamentale* che lo ha determinato perché questi sono infatti apparsi dopo l'inizio del Rinascimento:

- Bisanzio cadde e la peste arrivò dopo l'emergere dei primi artisti del Rinascimento
- Firenze ha avuto un'economia di successo molto *prima* del Rinascimento e i Medici e altri mecenati dell'arte sono stati coinvolti nel mondo dell'arte *dopo* che il Rinascimento si è stabilito

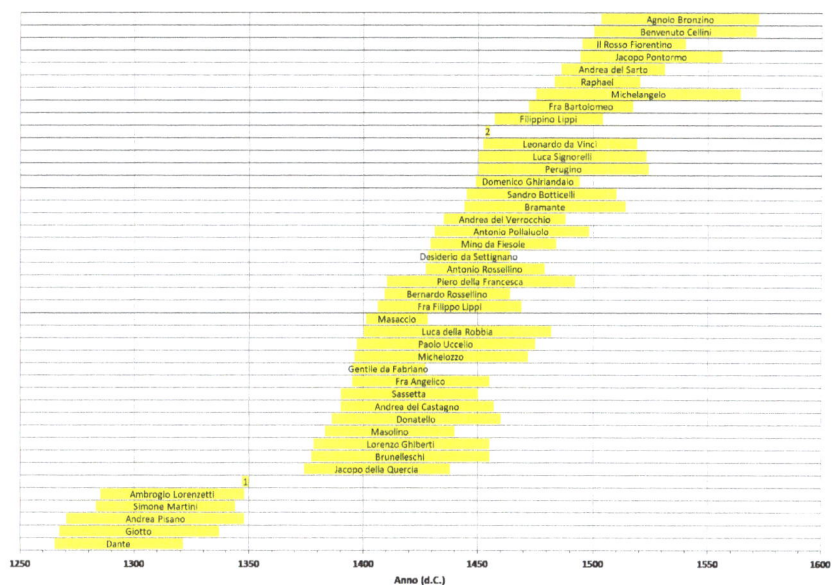

Figura 1. Cronologia che mostra la durata delle vite degli artisti toscani rinascimentali relative a 1) Peste bubbonica in Toscana e 2) Caduta di Bisanzio

Quali cibi avrebbero potuto innescare la nascita del Rinascimento e perché successe in Toscana a quel tempo? Diamo uno sguardo più vicino agli anni intorno all'inizio del Rinascimento ed in particolare ai cambiamenti del regime alimentari.

I Primi Artisti del Rinascimento

I primi due artisti del Rinascimento, il poeta Dante Alighieri e il pittore Giotto di Bondone, nacquero rispettivamente nel 1265 e nel 1267. Se fosse corretta la teoria che i **nutrienti cerebrali** siano alla base del sorgere del Rinascimento, allora *ci sarebbe stato un cambiamento nella dieta poco prima della nascita di Dante e Giotto*. Vado a spiegare la mia teoria.

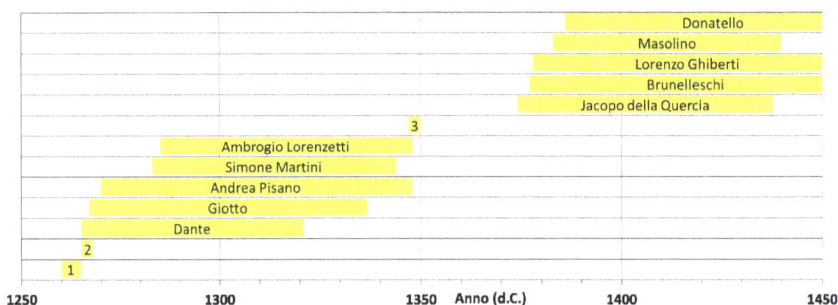

Figura 2. Cronologia che mostra la durata della vita degli artisti del primo Rinascimento fiorentino relativamente a: 1) l'introduzione della pasta all'uovo; 2) la regolamentazione della pasta da papa Clemente IV e 3) la peste bubonica in Toscana

Tra il 1260 e il 1265, il padre e lo zio di Marco Polo tornarono dall'Oriente con una nuova ricetta cinese per la pasta all'uovo, diversa dalla pasta tradizionale fatta solo con la farina e l'acqua, ma senza uova. L'introduzione della pasta all'uovo avvenne *poco prima della nascita dei primi due artisti del Rinascimento* (Figura 2). Altra prova a sostegno della data dell'introduzione della pasta all'uovo proviene da Papa Clemente IV, che durante il suo regno dal 1265 al 1268 emanò un decreto sugli standard della pasta. La produzione (e il consumo) deve essere stata nuova e significativa perché fosse necessaria una regolamentazione in quel momento.

Le uova utilizzate per legare la farina fornivano una ricca fonte di colina, un nutriente importante per il cervello. Tale sostanza nutritiva sembra essere particolarmente importante per il feto quando viene consumata durante la gestazione. *Perché la colina extra sembra essere il fattore più critico per lo sviluppo del tessuto cerebrale nel feto, che in seguito si traduce in un aumento delle capacità intellettuali.*

Gli alti livelli di consumo di pasta all'uovo crearono una forte domanda di uova in Toscana, portando all'allevamento di una speciale gallina ovaiola, la Livorno, dal nome della città toscana.

Il Ruolo della Colina

È stato scientificamente dimostrato che la colina influisce sull'apprendimento e sulla memoria. Un alto livello di consumo di colina aumenta l'intelligenza generale negli animali (McCann 2006) e migliora la memoria visuo-spaziale negli esseri umani (Meck 1988). Quest'ultima è responsabile per la conservazione delle informazioni sull'orientamento spaziale. Ad esempio, noi abbiamo bisogno della memoria visuo-spaziale per ricordare le relazioni spaziali tra gli oggetti, che è importantissima nella creazione di arte visiva.

Ci si pone la domanda: perché le altre regioni d'Italia non sono fiorite in modo così spettacolare come la Toscana? La pasta si consumava infatti anche nelle altre regioni.

Ho trovato una parte della risposta in un libro di cucina italiana, in cui si diceva che la grande varietà della cucina toscana era dovuta alla diversità della sua geografia.

Più precisamente, la Toscana si trova all'accostamento di tre ecosistemi particolari:

- il Mar Ligure, che è un mare freddo
- la Val Padana, che è zona di bestiame
- la regione olivicola con clima mediterraneo

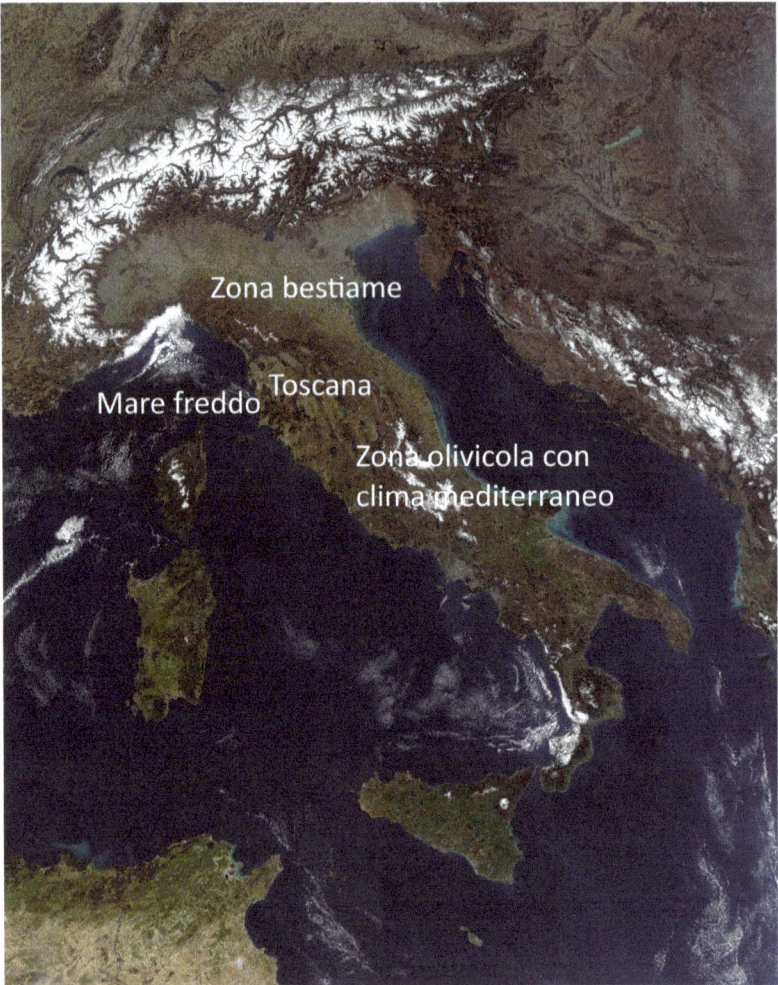

Figura 3. Ecosistemi intorno alla Toscana
NASA

Questa combinazione unica di ecosistemi fornisce un'abbondanza di quasi tutti i nutrienti cerebrali di maggior consumo. Non ci sono molti luoghi al mondo in cui questi tre ecosistemi si sovrappongono. Ma comunque questa combinazione di ecosistemi la ritroviamo in altre regioni che hanno visto epoche prospere e artistiche, come descritto nel mio primo libro. Ciò a mio avviso sostiene l'ipotesi che questa combinazione di ecosistemi è necessaria per un boom umanistico di alto livello.

Come Funziona il Cervello

Il cervello ha bisogno di maggiori quantità di particolari nutrienti affinché possa produrre delle sostanze chimiche specifiche come neurotrasmettitori. Questi inviano messaggi in tutto il sistema nervoso e ci consentono di muovere i muscoli, pensare, imparare e ricordare.

Un esempio è la serotonina, la quale è responsabile di diverse importanti funzioni cerebrali: umore, memoria, empatia e motivazione. Da qui si capisce il diffuso uso di antidepressivi i quali agiscono sui livelli di serotonina nel cervello. La serotonina è sintetizzata dal triptofano. La quantità di serotonina che abbiamo nel nostro sistema nervoso è correlata quindi alla quantità di triptofano presente nella nostra dieta.

Per aiutare a visualizzare come funziona il cervello, immaginatelo come un motore che funziona con più carburanti. Per funzionare bene ha bisogno di ricevere abbastanza carburante di ogni tipo. Quindi, un cervello che ha bisogno di svolgere un lavoro mentale per un lungo periodo, come leggere, ragionare e scrivere per otto ore al giorno, necessita di più carburanti cerebrali. Carenza di questi carburanti cerebrali si traduce in scarse prestazioni mentali. Se ne deduce che fornire una varietà di nutrienti al nostro organismo può migliorare l'intelligenza (Frensham 2012). Ad esempio, secondo Benton, somministrare un integratore vitaminico/minerale ai bambini, anche ben nutriti, può migliorare la loro intelligenza (Benton 1988).

Secondo studi scientifici, ci sono almeno diciotto nutrienti cerebrali di maggior consumo (Tabella 1). Il fatto che ci siano così tanti nutrienti, spiega perché i periodi di grande progresso sono stati così sporadici. La probabilità di averli tutti in abbondanza nello stesso posto e allo stesso tempo è piuttosto bassa. Esamineremo adesso alcuni periodi storici che, come inizialmente detto, hanno invece registrato un'alta disponibilità ed abbondanza di questi nutrienti e vedremo come integrare gli stessi nutrienti nella nostra vita quotidiana.

Tabella 1. I nutrienti cerebrali di maggior consumo

Vitamine solubili in acqua	Minerali	Aminoacidi	Grassi e vitamine solubili in grassi
Colina	Zinco	Triptofano	Omega-3
Vitamina B6	Magnesio	Metionina	Vitamina D
Vitamina B12	Calcio	Arginina	Vitamina A
Folacina (B9)		Glycina	
Betaina (B10)		Cisteina	
Vitamina C			
Flavonoidi			

La Dieta Toscana

La Toscana e l'Italia settentrionale in generale hanno mari freddi alimentati dallo scioglimento delle nevi Alpine. Ciò ha fornito ai toscani pesci d'acqua fredda che sono la fonte migliore di acidi grassi omega-3 e vitamina D. Le alghe che si trovano in acque fredde producono omega-3 (DHA ed EPA). Le alghe in queste acque fredde devono sintetizzare gli omega-3 al fine di non congelare e morire nelle acque fredde. Questi omega-3 hanno la funzione, in pratica, di antigelo per le alghe. Lo zooplancton presente nelle acque si nutre di tali alghe assorbendone l'omega-3. I pesci, a loro volta, nutrendosi dello zooplancton assorbono anch'essi l'omega-3, ed è così che tale nutriente viene trasmesso lungo la catena alimentare.

Gli omega-3 sono essenziali per una buona prestazione mentale. È stato dimostrato che se durante la gravidanza e l'allattamento sono stati assorbiti acidi grassi omega-3, i bambini hanno mostrato una maggiore prestazione nella memoria a breve termine e nei compiti dove biosogna ricordare le sequenze (Helland 2008).

In Toscana vi è inoltre un elevato allevamento di bovini dai quali si ricavano diversi formaggi freschi, che contengono molto triptofano. Quest'ultimo viene trasformato in serotonina, nutriente come abbiamo già detto molto importante per il cervello. I formaggi forniscono inoltre anche vitamina B12 e calcio.

In Toscana il clima mediterraneo favorisce anche la produzione di olive, frutta, noci e verdure - tutte queste anche buone fonti di nutrienti cerebrali.

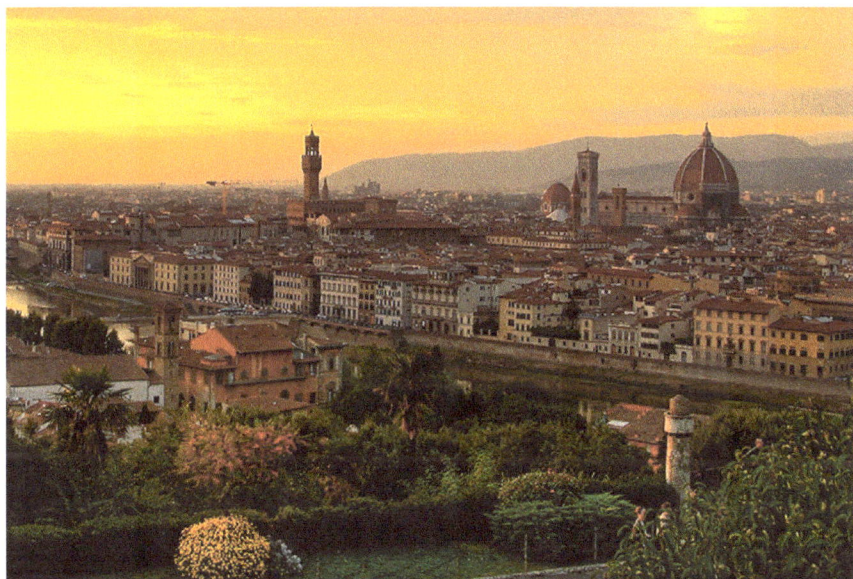

Figura 4. Tramonto a Firenze
Sherseydc

I toscani hanno un piatto regionale risalente al Medioevo – *la ribollita* – che fornisce importanti nutrienti per il cervello. Questo piatto è uno stufato originariamente preparato con fagioli dall'occhio nero e cavolo nero. Legumi, cavoli e verdure a foglia verde sono generalmente ricchi di folacina, altro nutriente molto importante per la funzione cerebrale. Al giorno d'oggi si fa purtroppo poco uso di questi generi alimentari. I toscani preparavano anche le lasagne con piselli dall'occhio nero al posto della carne: *lasagne all'occhio*.

Il grano integrale era, ed è ancora, un importante alimento base, ricco di diversi nutrienti per il cervello. Infine c'è il vino, che si produce in Toscana sin dall'VIII secolo a.C. Il vino rosso, a causa della presenza dei flavonoidi (Nurk 2009), pare possa preservare dal rischio di sviluppare la demenza.

Tabella 2. Cibi cerebrali toscani

Cibo	Nutrienti Cerebrali di Maggior Consumo
Grano	Triptofano, betaina, magnesio, zinco
Pesce, anguille	Vitamina D, B6, B12, omega-3, metionina
Legumi (piselli, fagioli), cavoli	Folacina
Uova	Colina, cisteina
Semi e noci	Arginina, cisteina, magnesio, zinco
Sole (non un cibo)	Vitamina D
Formaggio vaccino fresco	Triptofano, B12, calcio
Manzo	Zinco, B6, B12, glicina, cisteina
Agrumi, ribes, cavoli, verdure	Vitamine A e C
Vino rosso, prezzemolo	Flavonoidi (vitamina P)

La dieta molto variegata dei toscani garantiva loro tutti i nutrienti per il cervello (vedi Tabella 2). Da questo riassunto degli alimenti, sembra quindi che facessero un uso abbondante di tutti questi importanti nutrienti cerebrali. Da qui iniziò un uso notevole della pasta all'uovo.

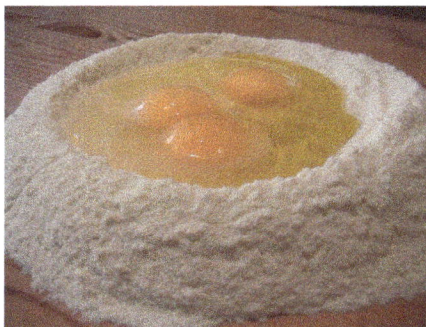

Figura 5. Farina e uova da trasformare in pasta
cyclonebill

La colina, a mio avviso, non fu solo responsabile della creazione di geni, ma anche l'intera popolazione fu portata a un nuovo livello di intelligenza. Questo incremento di livello intellettivo sulla totale popolazione è stato necessario per il progresso che ne è seguito e che ha portato di conseguenza il pubblico a lanciare nuovi modi di pensare. Vediamo altri sviluppi del Rinascimento.

La Prosperità

La dieta rinascimentale, quindi, fu caratterizzata da un elevato consumo di colina e di molti altri nutrienti cerebrali. Questo, secondo me, ha creato una maggiore prosperità basata su un nuovo tipo di economia.

Nel 13esimo secolo, gran parte dell'Europa conobbe una forte crescita economica grazie alla creazione di nuove rotte commerciali protette. Gli stati italiani si collegarono con i porti del Mediterraneo e con le regioni settentrionali dell'Europa, creando una grande network economica Europea per la prima volta dopa la caduta dell'Impero Romano avvenuta circa 900 anni prima.

Tuttavia, i fiorentini del Rinascimento andarono oltre il commercio e svilupparono una moderna infrastruttura commerciale con contabilità a partita doppia, società per azioni, un sistema bancario internazionale, un mercato dei cambi sistematizzato, assicurazioni e debito pubblico. Firenze divenne il centro del mondo finanziario e la loro moneta, il fiorino d'oro, divenne la principale valuta internazionale (Burke 1999).

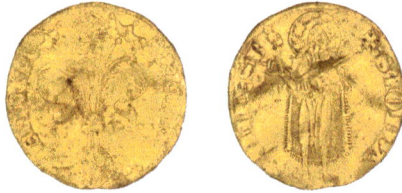

Figura 6. Fiorino - Nerio Lippo,
Stampa-moneta
Carlomorino

Per capire questi nuovi concetti finanziari, si richiedeva dai banchieri una maggiore abilità intellettiva e questi *aumenti delle capacità intellettuali* coincisero con l'aumento di colina nella dieta.

La toscana era una regione già prospera prima del Rinascimento poiché la produzione tessile era già industrializzata e preminente in Europa. Tuttavia, durante il Rinascimento, i toscani passarono a un'economia di fase quaternaria, che è quella che si occupa di acquisizione, manipolazione e trasmissione di informazioni. Nel caso della Toscana, si trattava di informazioni finanziarie.

Empatia e Commercio

È importante considerare che questa nuova prosperità era dovuta non solo a una maggiore capacità intellettuale ma anche a maggiore *empatia*.

L'empatia commerciale sta nel capire le condizioni di chi ci sta di fronte. Questa comprensione migliora le trattative perché se i negoziatori capiscono le condizioni dell'altro, possono più facilmente instaurare delle trattative economiche di beneficio reciproco.

"Prima prova a capire, poi di farsi capire" è un principio importante per il commercio, ma anche per la vita in generale. Lo svolgimento di affari è necessario per la prosperità economica, quindi, a mio avviso, avere un alto livello di serotonina favorisce il commercio. I toscani disponevano

di formaggi da latte fresco o di breve stagionatura, che hanno altissimi livelli di triptofano, e che hanno portato all'aumento di serotonina e che di conseguenza ha portato una maggiore empatia, con conseguente aumento della prosperità economica. Vedremo un altro esempio nel quarto capitolo.

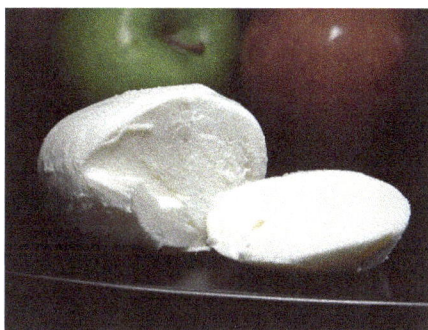

Figure 7. Mozzarella, ottima fonte di
triptofano, calcio e B12
John Sullivan

La Prospettiva Grafica

Il Rinascimento ha visto un rinnovato interesse per lo studio della prospettiva grafica. Giotto di Bondone, che è generalmente considerato il primo artista rinascimentale, tentò di disegnare in prospettiva utilizzando un metodo di sua invenzione. È stato il primo artista, sin dagli antichi greci, ad usare la prospettiva nella pittura. Giotto ha sviluppato un proprio metodo algebrico che, sebbene non del tutto preciso, era visivamente incantevole. Insieme alla sua capacità di esprimere le emozioni umane nei suoi dipinti, questa nuova prospettiva ha generato un grande entusiasmo per il suo lavoro.

Come mostrato nella Figura 9, Giotto raffigura una maggiore espressione emotiva e una migliore prospettiva - come illustrato dal soffitto, oggetti e figure - rispetto all'arte bizantina nella Figura 8. Il dipinto bizantino manca di una vera prospettiva nel modo in cui raffigura la forma della sedia, mentre la pittura di Botticelli (Figura 10) mostra una prospettiva reale, illustrata dalle figure, dagli oggetti e dal paesaggio.

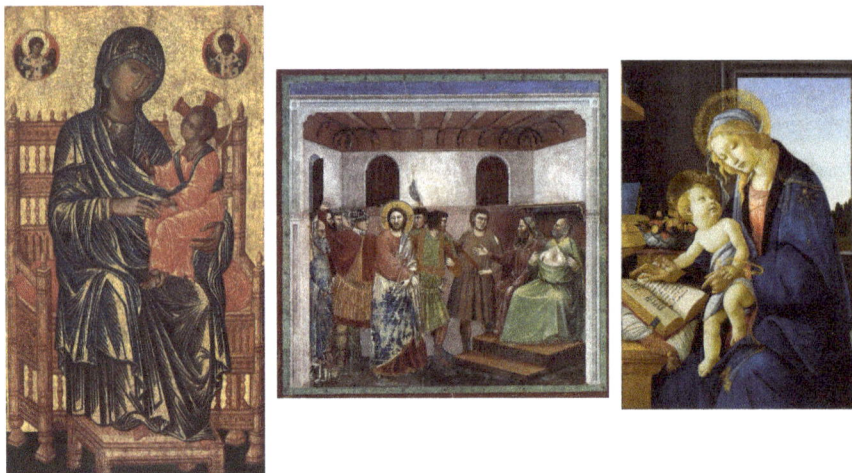

Figura 8 (sinistra) Arte bizantina. Figura 9 (centro) Cristo davanti a Caifa di Giotto. Figura 10 (destra) Madonna del Libro di Sandro Botticelli

Fu solo circa un secolo dopo Giotto che la prospettiva a punto unico di fuga, matematicamente corretta, fu sviluppata da Filippo Brunelleschi (1377-1446), l'architetto che progettò il Duomo di Firenze. La legenda è che ha scoperto il punto unico di fuga dipingendo i contorni di un edificio fiorentino su uno specchio. Quando i contorni dell'edificio furono estesi, notò che tutte le linee convergevano sulla linea dell'orizzonte (Figura 11). Sebbene questa sia stata una grande scoperta, ha comunque limitato i tipi di scene che potevano essere dipinte. Ciò che mancava era una prospettiva a due punti, che non apparve fino alla fine del Rinascimento (Figura 12). La prima descrizione nota di una prospettiva a due punti fu nel 1505, da un prete francese Jean Pèlerin, in *De Artificiali Perspective*.

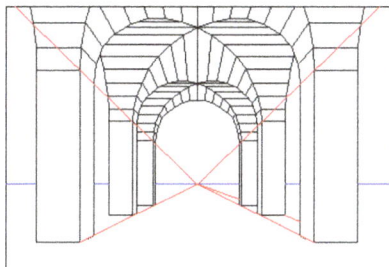

Figura 11. Prospettiva a punto singolo
Wolfram Goethe/SharkD

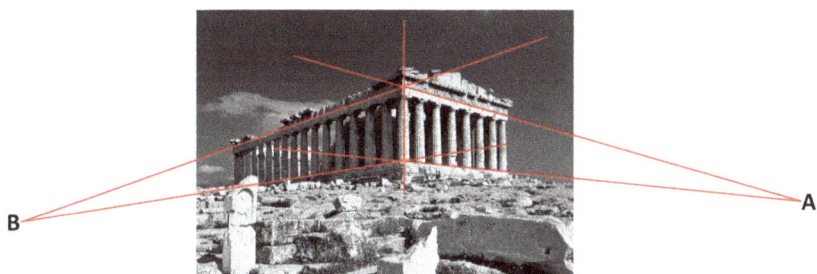

Figura 12. Prospettiva a due punti
Imagine di fondo di Steve Swayne

L'Umanesimo Rinascimentale

Le città-stato toscane si espansero notevolmente durante il Rinascimento e nacque la necessità di una cittadinanza qualificata capace di amministrazione burocratica, diplomazia e cultura di corte. Scuole private e accademie emersero e nacque l'Umanesimo del Rinascimento. Mentre il periodo medievale si era concentrato sulla formazione degli uomini in logica, filosofia naturale (scienza), medicina, diritto e teologia ai fini di creare medici, avvocati e teologi, gli umanisti del Rinascimento cercarono di insegnare grammatica, retorica, storia, poesia e filosofia morale per creare cittadini capaci di parlare e scrivere con eloquenza e chiarezza; capaci di impegnarsi nella vita civica delle loro comunità.

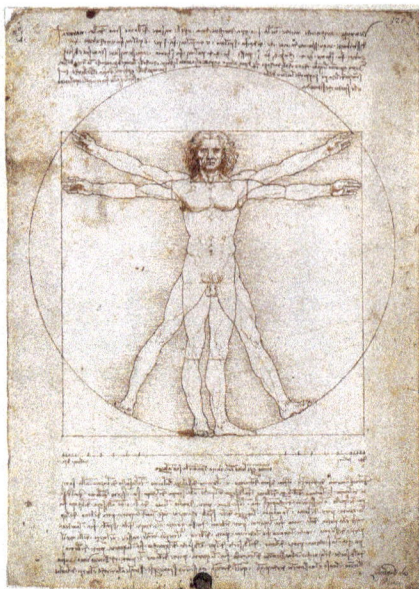

Figura 13. L'uomo vitruviano di Leonardo da
Vinci

L'Umanesimo rinascimentale si è poi evoluto oltre la semplice formazione delle persone per soddisfare i requisiti di lavoro per una buro-
crazia a quello che conosciamo oggi, principalmente attraverso gli sforzi
di un uomo. Petrarca, nato ad Arezzo nel 1304 e trasferito da bambino
ad Avignone, girò l'Europa alla ricerca di testi antichi per ravvivare l'interesse nella letteratura classica. Negli ultimi anni tornò in Italia dove
continuò a lavorare come studioso, poeta e diplomatico.

L'Auto-realizzazione

Petrarca scrisse numerose poesie e libri popolari e propose in *Il Seg-
reto* che Dio aveva dato agli esseri umani il loro enorme potenziale intellettuale e creativo da utilizzare al massimo. Questa filosofia di vita ha
avuto rinascite ricorrenti, fino ai giorni nostri. È anche il livello più alto
nella piramide dei bisogni di Maslow: l'autorealizzazione. Per questa
ispirazione e per il suo ruolo nella rinascita della letteratura classica,
Petrarca è considerato sia il "Padre dell'Umanesimo" sia il "Padre del Rinascimento".

Dotato sia delle capacità intellettuali sia delle prosperità necessarie per realizzare questi ideali, gran parte dell'Italia, poi dell'Europa, accolse l'Umanesimo. Infatti, la Riforma protestante del 15esimo secolo si ispirò all'Umanesimo rinascimentale che si era ormai diffuso nel Nord Europa.

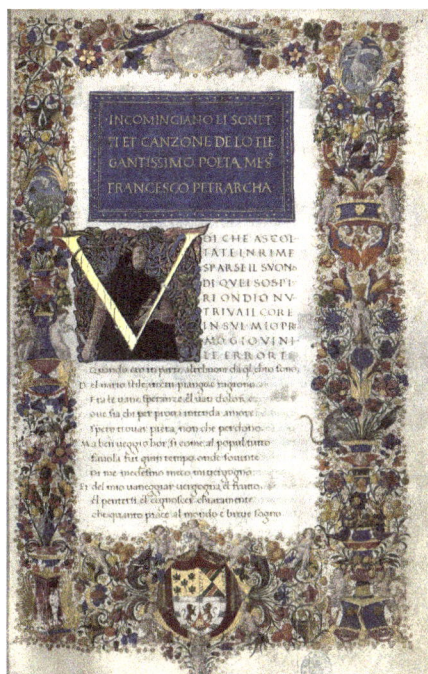

Figura 14. Il Canzoniere del Petrarca
illuminato da Matteo Contugi di Volterra

La Filosofia

Nonostante il fiorire dell'Umanesimo, non si ritiene che il Rinascimento fiorentino abbia prodotto molti grandi filosofi. In effetti, la Toscana potrebbe averne prodotto solo tre: Galileo Galilei, filosofo naturale (che ora sarebbe chiamato scienziato), Niccolò Machiavelli, filosofo politico, e Marsilio Ficino, filosofo umanista. I toscani avevano colina, studiosi bizantini e testi filosofici greci e romani; quindi perché non sono comparsi più filosofi?

La risposta potrebbe essere politica: Galileo è stato perseguitato per eresia per aver detto che la terra girava attorno al sole e ha trascorso gli ultimi otto anni della sua vita agli arresti domiciliari. Anche se questo gli ha dato il tempo di scrivere una delle sue opere più belle, *Discorsi e Dimostrazioni Matematiche intorno a due nuove scienze*, non sarebbe stato molto incoraggiante per gli aspiranti filosofi/scienziati che hanno assistito alla sua sofferenza.

La Fine del Rinascimento

Il Rinascimento terminò dopo tre secoli e mezzo. A partire dal 1500, la pasta veniva prodotta a basso costo con macchine industriali che utilizzavano grano duro anziché grano tenero, quindi la pasta all'uova fu spiazzata. Sebbene è gustosa, la pasta normale non contiene colina. È stata questa a terminare il Rinascimento?

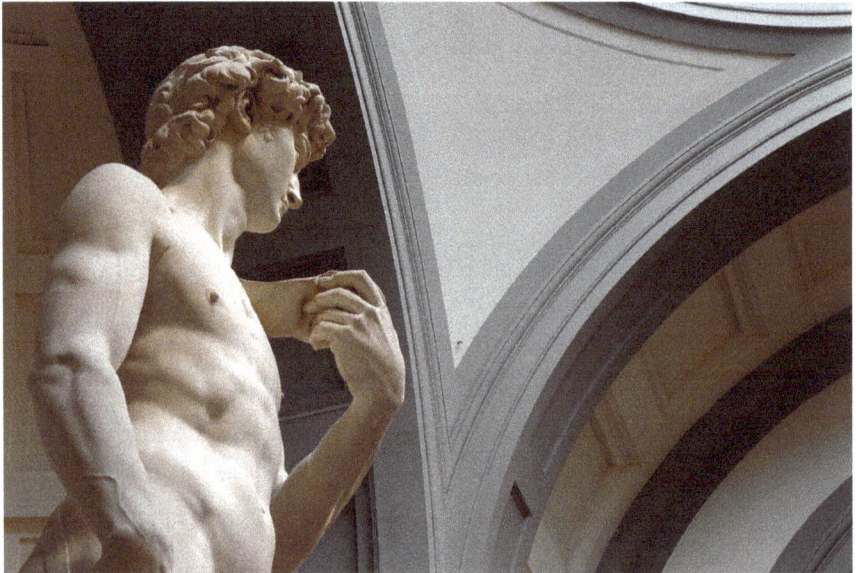

Figura 15. Davide di Michelangelo
Paolo Villa

3

Inghilterra: Teatro, Letteratura e Musica

Chiaramente, progressi artistici sono avvenuti in altri luoghi nonostante l'assenza del triplo ecosistema e colina supplementare. L'Inghilterra, ad esempio, non ha ecosistema mediterraneo, eppure fiorì durante l'età elisabettiana, che iniziò nel 16esimo secolo durante il regno di Elisabetta I. Quest'epoca fu differente dal Rinascimento fiorentino in quanto le arti dominanti erano la letteratura e la musica. Le arti visive erano molto meno significative nell'Inghilterra.

La cucina inglese non sembra essere ricca di uova come quella toscana. Allora quali nutrienti cerebrali erano abbondanti nella dieta elisabettiana per spiegare il boom della letteraria elisabettiana e l'apparizione di notevoli drammaturghi come William Shakespeare (1564-1616) alla metà del 16esimo secolo?

Ecco la spiegazione storica: i cristiani avevano mangiato pesce invece di carne al venerdì sin dai primi giorni della religione, ma questa usanza era stata abbandonata sotto Enrico VIII, che regnò dal 1509-1547, come rifiuto simbolico della Chiesa cattolica romana. Tuttavia, poiché la guerra con la Spagna incombeva nella seconda metà del 16esimo secolo, gli inglesi decisero di rafforzare la loro marina militare utilizzando la pesca come campo di addestramento per i marinai. Così il successore di Enrico, Edoardo VI, decretò non uno, ma due giorni di pesce durante i quali mangiare carne era effettivamente illegale, creando una maggiore richiesta per pesce e così addestrando più marinai (Rose 2007). Un terzo giorno di pesce fu aggiunto nel 1563 da Elisabetta I (Rowse 2003).

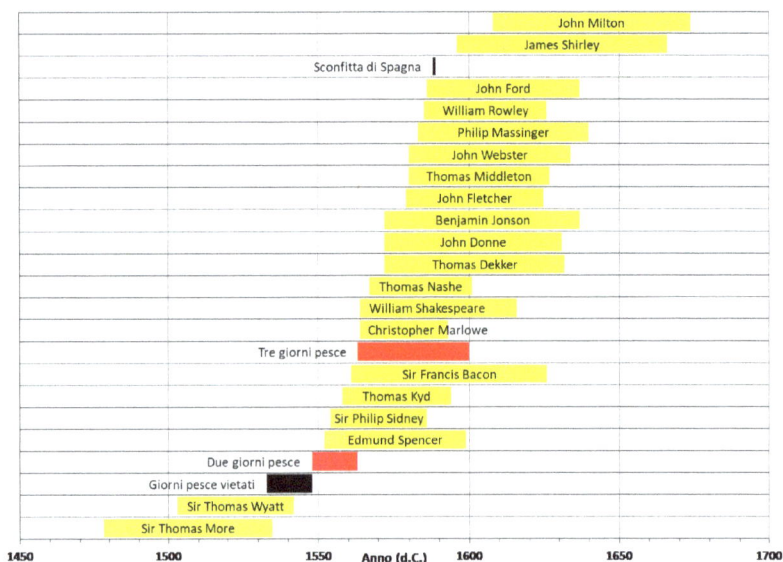

Figura 16. Cronologia degli artisti letterari inglesi (1478-1608)

Pesce *tre volte alla settimana* significa molto omega-3 e vitamina D nella dieta e c'è stata una grande ondata di nascite di artisti letterari significativi (vedi la cronologia nella pagina precedente). William Shakespeare, largamente considerato come il più importante drammaturgo del mondo, nacque l'anno dopo l'aggiunta del terzo giorno del pesce.

Shakespeare avrebbe fruito del merluzzo prima della nascita e poi tre volte alla settimana per almeno 25 anni. Inoltre, il suo più grande rivale, Christopher Marlowe, è nato nello stesso anno. La nascita di due così eccezionali drammaturghi a pochi mesi l'uno dall'altro è davvero notevole. È anche interessante notare che dopo la sconfitta dell'Armada spagnola nel 1588, la legge dei giorni pesce extra fu abrogata e vi fu una marcata riduzione della produzione letteraria.

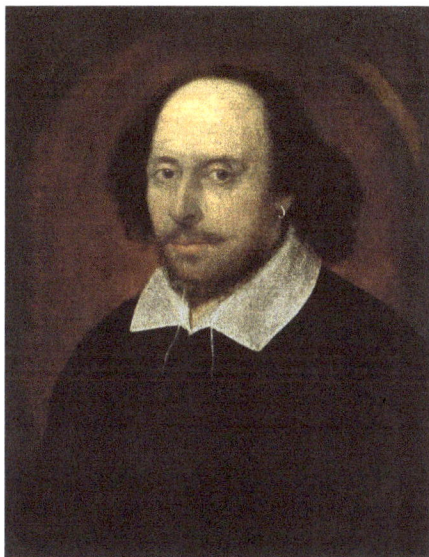

Figura 17. William Shakespeare

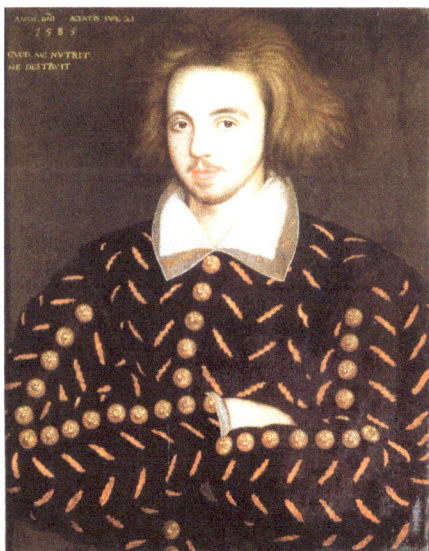

Figura 18. Christopher Marlowe

Mentre la colina extra *in utero* e durante l'infanzia sembra migliorare l'intelligenza generale, gli studi hanno dimostrato che l'integrazione di acidi grassi omega-3 durante la gravidanza e l'infanzia non migliorano l'intelligenza generale ma invece migliorano un processo mentale chiamato elaborazione sequenziale (successiva), che è la chiave per il linguaggio e la musica (Helland 2008, Milte 2012). L'elaborazione sequenziale è la capacità della nostra memoria a breve termine di accogliere, archiviare, elaborare e utilizzare le informazioni in modo ordinato. Non è l'intelligenza in sé, ma piuttosto un elemento costitutivo che supporta l'intelligenza. Allora cosa ha a che fare con il linguaggio?

Una frase può essere complessa. Per creare, utilizzare e capire anche una frase semplice, il nostro cervello deve tenere diverse cose nella sua memoria di lavoro ed elaborarle in sequenza. La creazione di una storia, che include una serie di frasi e una trama, richiede un'elaborazione sequenziale per un tempo più lungo: quindi *migliore è l'elaborazione sequenziale, migliore è l'abilità linguistica* (Hoen 2003, Lelekov 2000). Ecco quanto sono importanti gli omega-3, in particolare durante la gravidanza e l'infanzia.

Gli inglesi elisabettiani avevano una dieta con abbondanti omega-3 ma non abbondante colina. Il risultato è stata una grande letteratura, ma non una grande arte. Questo spiega come possa avvenire una fioritura letteraria da sola. Questi due nutrienti spiegano la differenza tra l'età elisabettiana e il Rinascimento fiorentino.

Teoria di Intelligenze Multiple

Il fatto che le diete portino i paesi a eccellere in alcuni campi, ma non in altri, è supportato dalla teoria delle intelligenze multiple, che afferma che l'intelligenza è differenziata in modalità specifiche, piuttosto che dominata da una singola abilità generale. Howard Gardner propone nel suo libro *Frames of Mind: The Theory of Multiple Intelligences* che ci sono almeno nove intelligenze: spaziali, linguistiche, logiche / matematiche, corporee / cinestesiche, musicali, interpersonali, intrapersonali, naturalistiche ed esistenziali (Gardner 2011). Data l'evidenza che i nutrienti influenzano lo sviluppo e il mantenimento di diverse funzioni cerebrali, sembra chiaro che diete diverse promuoverebbero diversi tipi di intelligenza. Ciò potrebbe anche manifestarsi come attitudini diverse lungo le linee regionali o nazionali, nonché su base individuale.

Musica – Un Confronto Storico tra Compositori Inglesi e Italiani

L'età elisabettiana era anche musicale, il che ha senso perché la musica, come il linguaggio, richiede un'elaborazione sequenziale da parte del cervello. In tal caso, ci aspetteremmo di vedere un periodo musicale forte in Inghilterra durante l'era elisabettiana.

Confrontiamo i numeri dei compositori di musica classica italiani e inglesi in vari periodi storici (Figura 19, REF4). Notate che sia l'Inghilterra che l'Italia hanno avuto una proliferazione di compositori durante il periodo rinascimentale, quando gli omega-3 erano abbondanti nelle diete di entrambi i paesi. Ma durante il periodo barocco, che coincise con la fine dei giorni del pesce, i compositori inglesi diminuirono mentre i compositori italiani continuarono a eccellere.

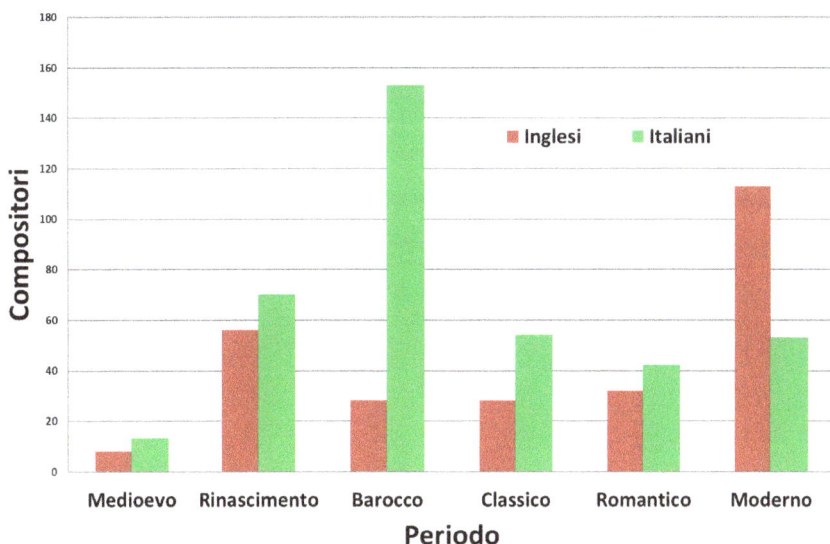

Figura 19. Compositori classici inglesi e italiani per epoca

Poi i compositori inglesi sembrano essersi ripresi con forza nell'epoca moderna/contemporanea rispetto agli italiani. La composizione inglese potrebbe essersi sviluppata di nuovo a causa del fish and chips. Questo piatto divenne un pasto di base tra le classi lavoratrici in Gran Bretagna come conseguenza del rapido sviluppo della pesca a strascico nel Mare del Nord, una migliore refrigerazione, e un sistema ferroviario che collegava i porti alle città durante la seconda metà del 19° secolo. Più persone mangiavano pesce perché era disponibile ed economico.

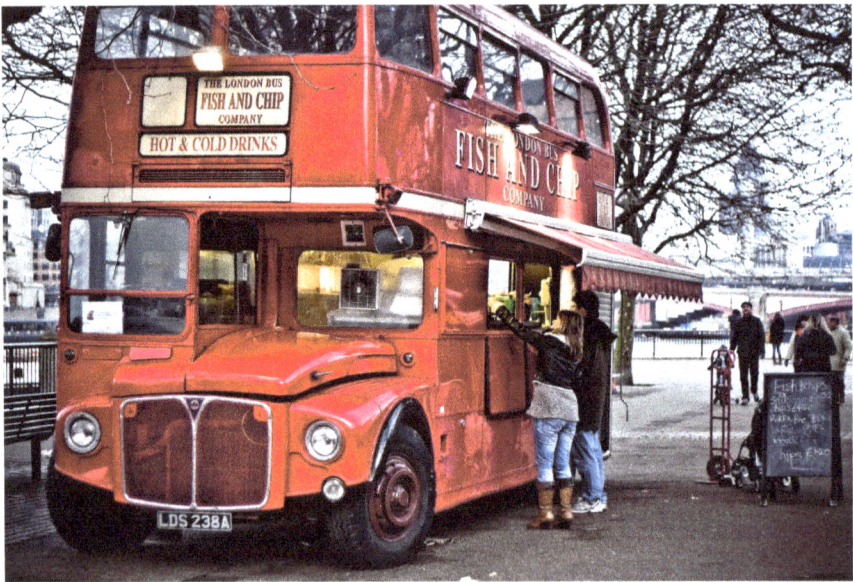

Figura 20. Food truck di fish & chips
Garry Knight

L'Ascesa del Romanzo

Insieme al ritorno dei musicisti arrivò il romanzo vittoriano, con autori illustri come Charles Dickens, Joseph Conrad, William Morris, Robert Louis Stevenson, Bram Stoker, H.G. Wells, Thomas Hardy e le sorelle Bronte. Sebbene il genere del romanzo fosse stato inventato molto prima, divenne la principale forma di letteratura tra la crescente classe media. I romanzi ampi e intricati prosperarono in questo periodo perché c'era un pubblico con la memoria di seguirli.

La British Invasion

Un altro importante cambiamento nella dieta britannica si è verificato più vicino ai nostri tempi. Durante la seconda guerra mondiale, il cibo era razionato in Gran Bretagna –tutto tranne il pesce. Pertanto, se qualcuno aveva fame, poteva sempre mangiare pesce. Allora le donne incinte hanno dovuto mangiare più pesce durante questo periodo e la loro prole ebbero un maggiore talento letterario e musicale. Questo effetto si è visto circa 20 anni dopo la fine della guerra quando i musicisti britannici salirono in massa sul palco musical del mondo: fu l'invasione britannica degli anni '60; la famosa "British Invasion". Vedete Tabella 3 per un elenco di alcuni musicisti della British Invasion che sono nati durante la guerra. Alcuni sono ancora attivi.

Tabella 3. Alcuni musicisti britannici nati durante il razionamento del cibo.

1940	John Lennon, Ringo Starr
1941	Charlie Watts
1942	Paul McCartney
1943	Mick Jagger, Keith Richards, George Harrison
1944	Roger Daltrey, John Entwistle
1945	Pete Townsend
1947	Ronnie Wood

Ancora una volta, la musica è fiorita quando è aumentato il consumo di omega-3. Oggi, piuttosto che fish and chips, il Pollo Tikka Masala è il fast food più popolare in Gran Bretagna ed è in crescita. Anche se potrebbe essere gustoso, manca degli omega-3 contenuti nel pesce e questo è di cattivo auspicio per la letteratura, la musica e il teatro nel Regno Unito.

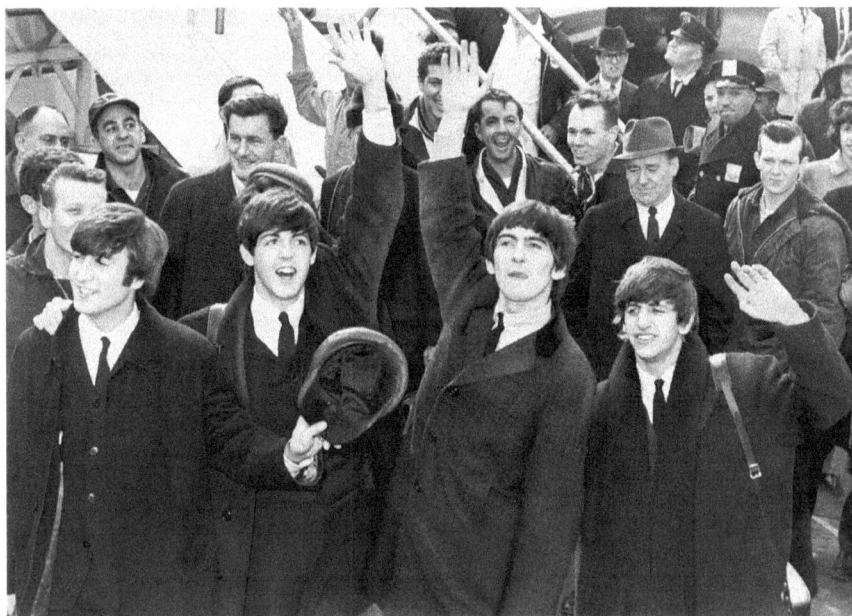

Figura 21. I Beatles

4

❦

Paesi Bassi: il Secolo d'Oro

Alti livelli di triptofano aumentano la serotonina, che va ad aumentare l'umore, la memoria, la motivazione, l'assertività, la fiducia in
se stessi e l'empatia. Questa combinazione può portare alla creazione
del benessere economico. Il Secolo d'oro olandese ne fa esempio. Era il
periodo quando il commercio, le scienze e le arti olandesi furono tra le
più acclamate in Europa e nel mondo occidentale.

Gli olandesi lottarono control
la Spagna per 80 anni, dal 1568 al
1648. Dopo aver vinto l'indipen-
denza dalla Spagna, la neonata repubblica olandese continuò a
crescere inostacolata per quasi un
secolo.

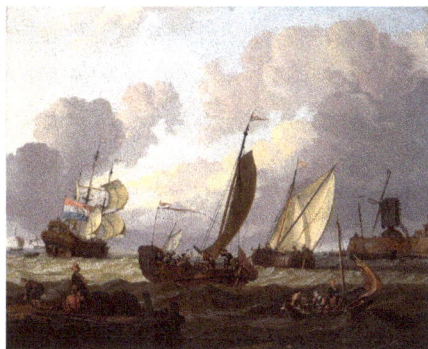

Figura 22. Navi passando un mulino a vento di
Abraham Storck

Fattori del Boom

Dietro questo boom c'erano
vari fattori: una "rivoluzione in-
dustriale" alimentata da vento, acqua e torba; la bonifica dei terreni dal
mare; e una rivoluzione agricola. Questi fattori portarono un paio di

cambiamenti nella dieta che scaturirono il miracolo economico. Un nuovo tipo di nave portò un vantaggio nel trasporto marittimo che aiutò la giovane Repubblica a diventare la potenza commerciale dominante entro la metà del 17esimo secolo, nonostante fosse minuscola in termini di popolazione e massa terrestre. Inoltre, le nuove navi olandesi furono prodotte in grande numero grazie alla nuova industrializzazione e questa flotta aumentò notevolmente la fornitura dell'aringa. Questo pesce è una grande fonte di omega-3, vitamina D e altri nutrienti per il cervello.

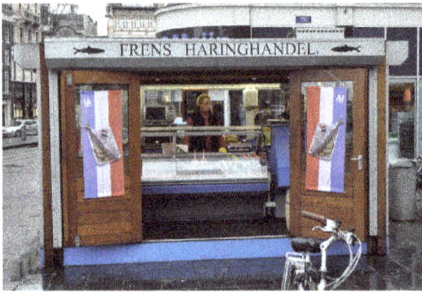

Figura 23. Chiosco di aringhe a Koningsplein, Amsterdam
Hewyrappe

La ricca terra dei *polder*, che gli olandesi bonificarono dal mare, era insuperabile per la produzione di erba, e quindi bestiame e formaggi. Tra il 13esimo e il 16esimo secolo la produzione di formaggio era talmente grande che gli olandesi persino soprannominarono loro paese "la nuova Terra di Canaan", un riferimento alla biblica "terra del latte e del miele". (Valenze 2001) Il formaggio fresco è un'ottima fonte di triptofano, oltre a calcio e vitamina B12.

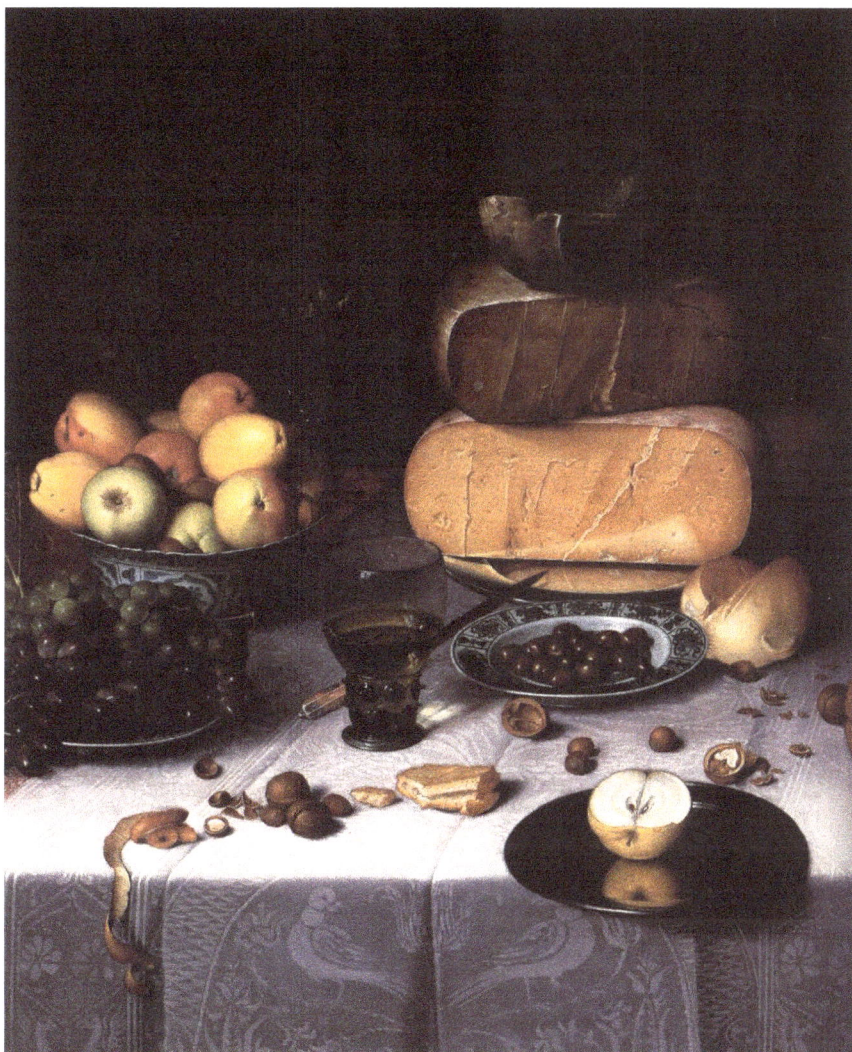

Figura 24. Natura Morta con Frutta, Noci e Torre di Formaggi di
Floris van Dyck, 1631

La Nuova Dieta

Questa dieta fornì agli olandesi l'assertività e la fiducia in se stessi per sfidare la Spagna, cioè il Sacro Romano Impero, per 80 anni. In più gli diede la necessaria motivazione per costruire il loro miracolo economico.

D'altra parte, troppa motivazione può portare alla prodigalità detta anche "esuberanza irrazionale" che è la condizione che ci porta a spendere soldi impulsivamente, senza cautela. Questo può spiegare la bolla economica olandese del 1637, nota come "la mania dei tulipani". In quel periodo i singoli bulbi di tulipano venivano venduti per più di venti volte il reddito annuo di un artigiano.

La serotonina influisce anche sulla sessualità: aumenta la libido e regola l'eiaculazione (troppo poca serotonina provoca eiaculazione precoce). Ma troppa serotonina può portare all'altro comportamento della prodigalità, cioè ad un desiderio sessuale impulsivo. A mio avviso questo si verificò spesso in Olanda, visto i numerosi quadri olandesi dall'epoca sul tema del figlio prodigo della Bibbia.

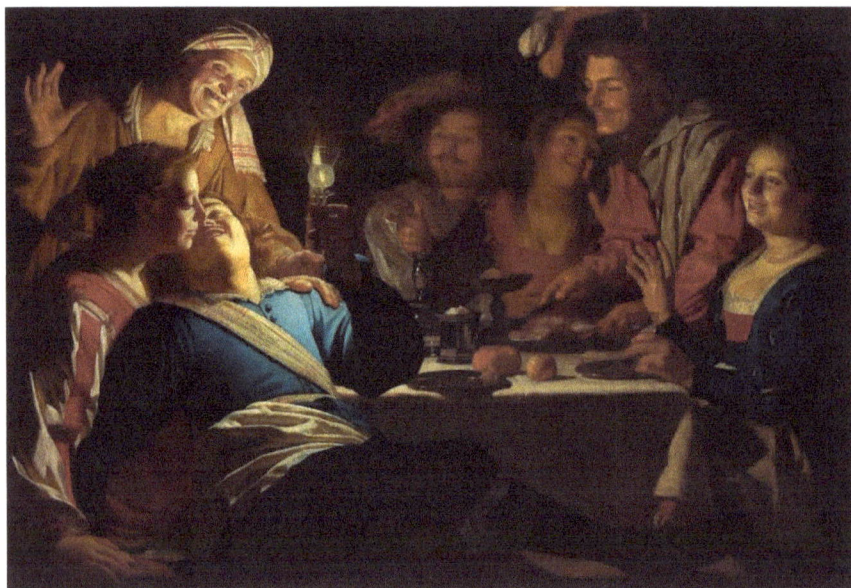

Figura 25. Il figlio prodigo di Gerard van Honthorst (1623)

Un grande eccesso di serotonina può essere tossicoso e può portare alla sindrome serotoninergica. Questa si manifesta con vari sintomi nervosi, cognitivi, e somatici, e **può essere letale**. Generalmente risulta da interazioni tra alcuni farmaci, come gli antidepressivi e le anfetamine.

Musica Olandese

Allora, mi chiedo, gli olandesi con tutta l'aringa che avevano, avrebbero dovuto fare anche tanta musica come gli inglesi, vero? Purtroppo, la loro religione proibiva la musica fuori dalle cerimonie religiose. Forse avevano capito che era troppo stimolante e quindi la musica ed il canto furono lasciate per le feste che si svolgevano in privato.

Arte Olandese

La serotonina aumenta l'empatia, che è la capacità di comprendere l'umore, comportamenti ed emozioni altrui, ovvero di "mettersi nei panni dell'altro". L'empatia supercaricata degli olandesi influenzò anche la loro arte. I pittori olandesi hanno cercato di evocare emozioni con scene di intimità che sarebbero state apprezzate dalle persone empatiche. Per questo spesso un protagonista della scena guarda lo spettatore, come nel quadro seguente.

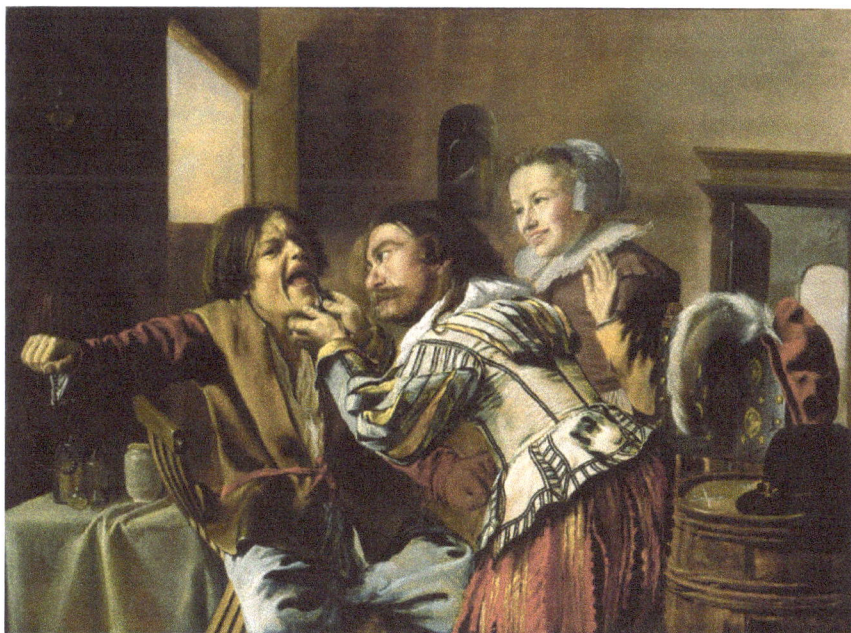

Figura 26. Il Dentista di Jan Miense Molenaer, 1629

Chiaroscuro

Il volto è importante nell'empatia perché mostriamo i nostri senti-menti con le espressioni facciali. È per questo credo che i pittori olan-desi dipingevano i volti al meglio possibile, ed adoperarono molto la tecnica del chiaroscuro. Confrontate i seguenti ritratti e valutate il liv-ello di espressione facciale. Da questi quadri mi sembra che gli olandesi del Secolo d'oro furono molto simpatici.

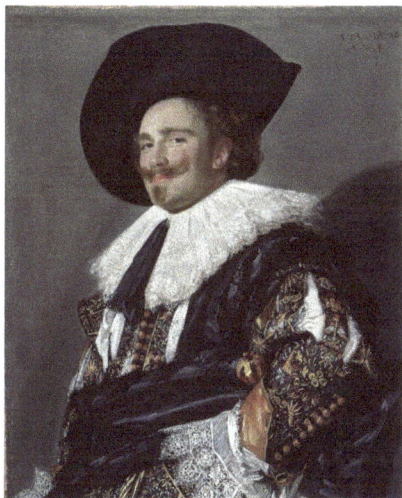

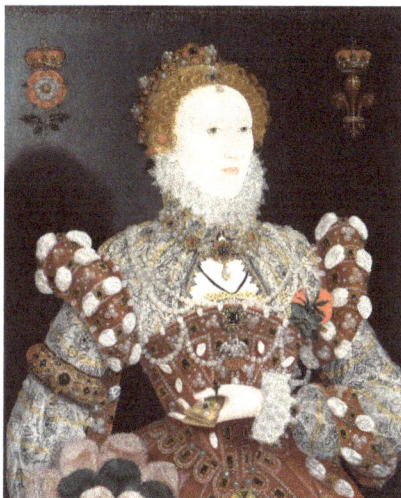

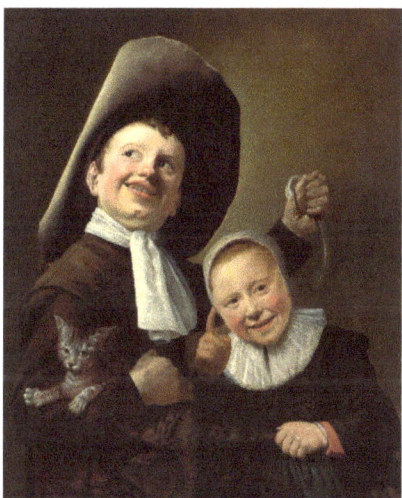

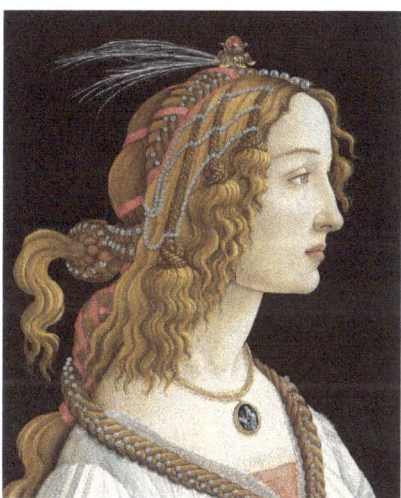

Fig. 27 (alto sinistra) Cavaliere ridente di Frans Hals (NL). Fig. 28 (alto destra) Elisabetta I di Nicholas Hilliard (GB). Fig. 29 (basso sinistra) Ragazzi con gatto e anguilla di Judith Leyster (NL). Fig. 30 (basso destra) Ritratto ideale di donna di Sandro Botticelli (I)

5

Triptofano, Metionina e Altri Nutrienti

In questo capitolo andremo più in profondità per vedere in quali alimenti si trovano alcuni nutrienti e la loro relazione sulla salute mentale. Suggerisco di consultare un esperto come un medico o un dietologo per avere ulteriori delucidazioni.

Triptofano

Il triptofano è un amminoacido molto importanti per la salute mentale. Come già descritto, il triptofano viene trasformato in serotonina.

Il cervello è un organo molto sensibile e quindi va protetto. Pertanto, la maggior parte delle molecole non possono entrare nel cervello per diffusione, ma invece devono entrare tramite un trasportatore. Il triptofano, ed altri nove amminoacidi, entrano nel cervello attraverso il Trasportatore LAT1. Questi amminoacidi competono tra di loro per entrare attraverso questo portale (Smith e Stoll 1998). Nel caso in cui il livello di uno di questi amminoacidi è basso rispetto a quello degli altri, vi sarà una bassa dose di questo che verrà trasportato nel cervello. Nel caso di basso livello di triptofano, poca serotonina sarà sintetizzata nel cervello. Quindi, la regolazione del rapporto di triptofano con gli altri amminoacidi presenti nel sangue è importante per mantenere un buon livello di serotonina e di conseguenza un umore normale e costante. Da qui ne scaturisce come sia importante una corretta dieta alimentare che può appunto influire su queste due funzioni (Fernstrom).

Per indicare i livelli di triptofano in relazione ai concorrenti, sono stati calcolati i rapporti tra la concentrazione di triptofano e le concentrazioni dei concorrenti. Il risultato è stato moltiplicato per 100 per facilitare la comprensione, ed è stato indicato nella Tabella 4 nella colonna chiamata "Rapporto di Triptofano".

È possibile regolare, almeno parzialmente, i livelli di triptofano nel sangue con la dieta alimentare. A tal scopo il database USDA Nutrient Data Laboratory (vedi Bibliografia) è stato usato per calcolare il rapporto di triptofano degli alimenti.

Dalla tabella 4 si vede che ci può essere una grande differenza nel rapporto del triptofano degli alimenti. I valore della mozzarella e del formaggio a pasta filata (entrambi da latte vaccina) sono quasi il doppio di quello delle carne e formaggi stagionati e quasi 5 volte quello dello yogurt. Anche il valore del mais è molto basso, ma poiché questo cibo non contiene molta proteina, potrebbe essere un problema solo se fosse un elemento dominante nella dieta.

Ci sono anche alcuni alimenti non tradizionali - semi di chia, quinoa, tofu - i quali hanno un rapporto di triptofano più elevato. Bisogna pero fare attenzione con questi alimenti perché potrebbero essere carenti di alcuni altri nutrienti, come vedremo per i legumi.

Tabella 4. Rapporto di Triptofano di alcuni alimenti (x 10^{-2})

Alimento	Rapporto di Triptofano
Semi di chia	6,7
Crusca di grano	6,5

Mozzarella e formaggio di pasta filata (vaccina)	6,2
Sesamo (semi)	5,9
Crusca di avena	5,7
Grano intero e bulgur	4,4-5,3
Orzo	5,3
Tofu	4,6
Quinoa	4,2
Farina di soia	4,1
Coniglio	3,8
Tacchino	3,7
Anatra	3,6
Formaggi di stagionatura media e lenta	3,0-3,7
Fagioli	3,4
Latte	3,0-3,3
Uovo intero	3,3
Formaggio Feta	3,3
Manzo, agnello, maiale, pollo	3,3
Farro	2,9
Lenticchie	2,9
Vitello	2,8
Fiocchi di latte (cottage cheese)	2,5-3,1
Mascarpone (cream cheese)	2,7

Ricotta	2,6
Albume d'uovo (fresco)	2,6
Mais	1,8
Yogurt	1,3

La Figura 31 mostra il rapporto del triptofano per gruppi di alimenti. È importante infatti capire che se si limita la dieta a pochi alimenti, è molto probabile che si sviluppi una carenza nutrizionale. Per evitare ciò, è necessario seguire una dieta abbastanza variegata.

Rapporto Triptofano

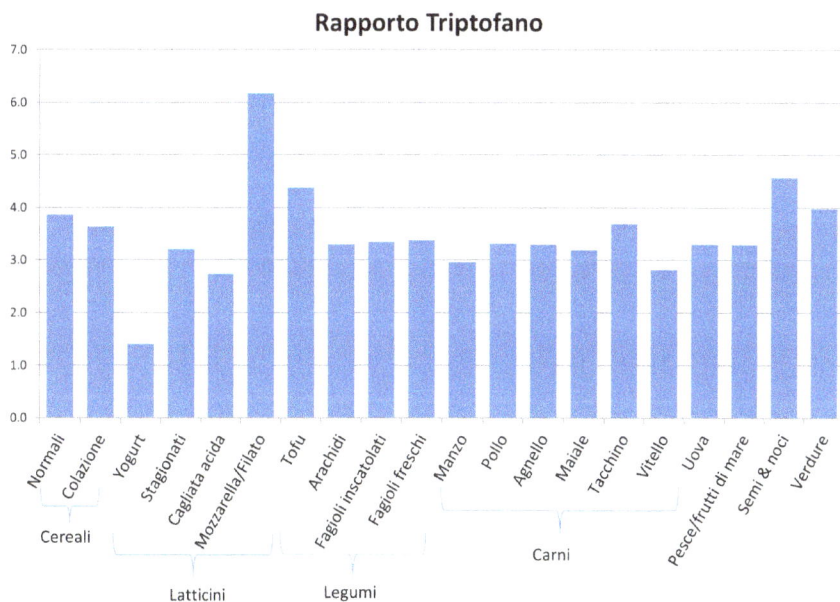

Figura 31. Rapporto Triptofano per gruppi di alimenti, pronti per il consumo. La mozzarella è a latte intero (NDB # 01026) e il formaggio a pasta filata (string) è a bassa umidità, parzialmente scremata (NDB # 01029). Le carni non includono fegato o altri organi. I semi e le noci non includono noci del Brasile, noci di macadamia o noci essiccate.

Metionina

La metionina è importante perché aumenta i livelli della S-adenosil-metionina (SAMe), La SAMe va ad aumentare i livelli della serotonina (Curcio 1978). Inoltre, SAMe svolge altri ruoli molto importanti nel metabolismo e quindi è importante di per sé nella salute mentale.

La metionina è un altro amminoacido che entra nel cervello tramite il trasportatore LAT1. Quindi compete con il triptofano e gli altri amminoacidi per l'accesso al cervello. Allora calcoliamo il rapporto di metionina come abbiamo fatto per il triptofano.

Rapporto Metionina

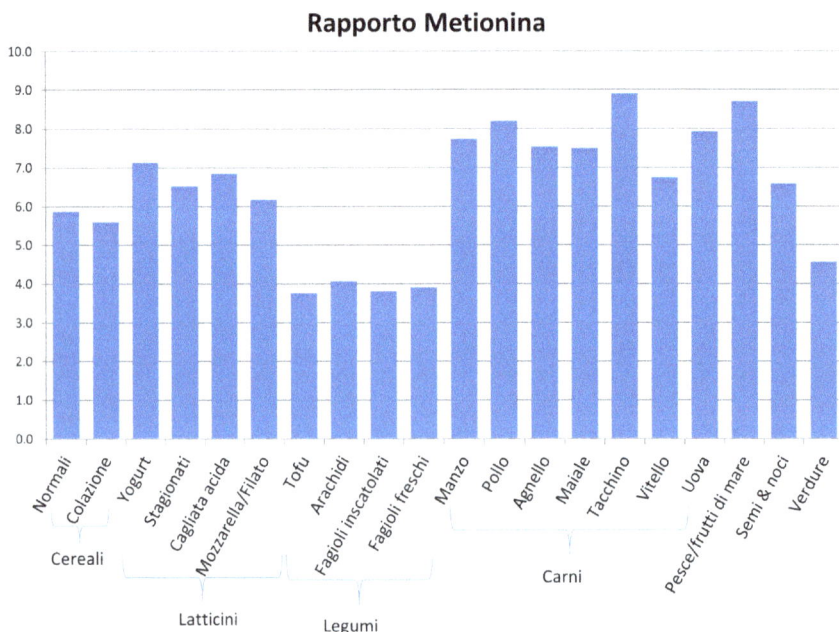

Figura 32. Rapporto Metionina per gruppi di alimenti, pronti per il consumo. La mozzarella è a latte intero (NDB # 01026) e il formaggio a pasta filata (string) è a bassa umidità, parzialmente scremata (NDB # 01029). Le carni non includono fegato o altri organi. I semi e le noci non includono noci del Brasile, noci di macadamia o noci essiccate.

I rapporti di metionina dei legumi (fagioli, arachidi e prodotti a base di soia, incluso il tofu, Figura 32) sono circa la metà di quelle delle carni e pesci. Quindi, una dieta vegetariana potrebbe portare ad un tipo di depressione che potrebbe essere causata da una carenza di S-adenosil-metionina (SAMe). Forse è per questo che i paesi che si basano su una dieta prettamente vegetariana usano più sesamo nelle loro ricette (come per esempio l'hummus) (Tabella 5).

Tabella 5. Rapporto di Metionina di alcuni alimenti (x 10^{-2})

Alimento	Rapporto Metionina
Uovo d'oca, crudo	11
Uovo d'anatra, crudo	11
Salsicce berlinesi, polacche e bratwurst, fatte con maiale e manzo	10
Surimi di pesce e crostacei	10
Farina di malto d'orzo	10
Tacchino	9
Semi di chia	9
Pancetta canadese, grigliata	9
Beerwurst di maiale	9
Prodotti di sesamo	9
Pesce, quasi tutti i tipi	8-9
Salsiccia italiana di maiale	9
Quinoa	8
Uovo di gallina	8
Yogurt	7,1
Latticini	6,8

Formaggi stagionati	6,5
Mozzarella	6,1
Hummus (ceci con tahin)	5,2
Fagioli	3,9
Lenticchie	2,7

Visti i rapporti di triptofano e metionina negli alimenti, è possibile che il cambio delle nostre diete alimentari siano la causa delle epidemie di problemi di salute mentale che si sono sviluppate negli ultimi decenni? Adesso vediamo quali sono, secondo me, le prove di tali sviluppi.

Insonnia

Il triptofano, come già detto diverse volte, si trasforma in serotonina, e questa a sua volta viene convertita in melatonina, un ormone che regola il sonno. Quindi, una carenza di triptofano può portare all'insonnia.

Triptofano > Serotonina > Melatonina

Carboidrati, Attività Fisica e Digiuno

Sì, sono tutti collegati. Hai notato che l'attività fisica ci fa sentire bene, a volte anche euforici? Questo succede perché il movimento fisico, bruciando i concorrenti, migliora il rapporto del triptofano e metionina nel sangue, e così aumenta di conseguenza l'assorbimento del triptofano/metionina nel cervello. Ecco il meccanismo:

I muscoli non bruciano solo grassi e carboidrati per fare energia, ma bruciano anche amminoacidi. Ancora più importante, bruciano preferenzialmente i concorrenti al triptofano e metionina, aumentando così i rapporti di triptofano e metionina. Questo mi fa credere che il meccanismo principale dell'attività fisica per mantenerci in forma non sia bruciare grassi e carboidrati, bensì aumentare i nostri livelli di triptofano e metionina per mantenere il nostro cervello adeguatamente nutrito con la serotonina. La serotonina controlla l'appetito (la sazietà), e quindi più ce ne, meno fame si sente. E' per questo che si ha poca fame subito dopo un allenamento aerobico.

D'altra parte, hai notato che dopo aver svolto molto lavoro intellettuale, come studiare per gli esami, aumenta invece la fame anche se hai fatto poca attività fisica? Questo avviene perché il cervello ha consumato "carburanti" e vuole che vengano riforniti. Spero che queste informazioni siano utili al fine di far capire quanto sia importante l'attività fisica ed a farci rendere conto che comunque la dieta perfetta non esiste.

I **carboidrati** sono un altro meccanismo per *aumentare i rapporti del triptofano e metionina* nel sangue. Questo avviene attraverso lo stimolo dei muscoli ad assorbire e bruciare i tre concorrenti per il trasportatore LAT1: gli amminoacidi leucina, isoleucina e valina. Molti alimenti sono ricchi di leucina. Quando i muscoli assorbono questi amminoacidi, rimuovendoli dal sangue, si aumenta notevolmente la dose di triptofano e metionina al cervello: è una immediata piacevole sensazione. Il cervello riconosce questa connessione ed è per questo che sviluppiamo un *desiderio verso i carboidrati raffinati* quando abbiamo un basso livello di serotonina. È così che funzionano i cosiddetti "comfort foods". *Se hai voglia di carboidrati senza aver bruciato calorie, una dieta ricca di triptofano e metionina potrebbe essere il rimedio.*

Anche il digiuno può ripristinare l'equilibrio degli amminoacidi nel sangue. Il corpo passa al metabolismo dei grassi, il che significa che i grassi e gli amminoacidi verranno metabolizzati, in particolare *leucina, isoleucina e valina* (She 2007).

È sempre consigliato consultare un medico/professionista autorizzato prima di iniziare un digiuno perché il digiuno potrebbe causare l'ipoglicemia, un pericoloso abbassamento della concentrazione di glucosio nel sangue, che potrebbe causare seri problemi.

Diabete

Forse il diabete di tipo II è un altro meccanismo che il corpo usa per ripristinare i rapporti del triptofano e metionina nel sangue: il diabete ferma il metabolismo del glucosio nelle cellule in modo che consumino gli amminoacidi competitori. Ci sono varie prove a sostegno di questa ipotesi. In primo luogo, i diabetici hanno livelli ematici maggiori di questi concorrenti, in particolare *leucina, isoleucina e valina* (Cetin 2005, Cheng 2012, McCormack 2013, Shaham 2008, Wang TJ 2011). Questi sono gli amminoacidi che il muscolo assorbe e brucia durante l'esercizio e *spiega perché l' attività fisica può curare il diabete.*

La seconda prova è che il diabete è strettamente associato alla depressione (circa 50% di comorbidità). Ma paradossalmente, il trattamento del diabete di tipo 2 tendeva a portare alla depressione, mentre non trattarlo tendeva a prevenire la depressione (Katon 2008). In altre parole, *il diabete sembra proteggerci dalla depressione*, il che ha senso se pensiamo al *diabete come a un meccanismo di coping per aumentare il rapporto del triptofano e metionina del nostro sangue, curando così la depressione causata da questo rapporto sbilanciato.* Se questo è vero, allora una dieta con alti rapporti di triptofano e metionina dovrebbe essere utile per i diabetici.

Attività Fisica e Autismo

In riguardo all'autismo sono state osservate numerose carenze nutrizionali: *folati, triptofano, omega-3*, vitamina B12, *metionina*, fenilalanina, istidina, *tirosina* e altri. In particolare, il **triptofano** è stato **ridotto in media del 41%** (Jill 2004, Naushad 2013). Sembra che l'autismo sia simile alla depressione in quanto anche questo può essere causato da una qualsiasi delle numerose carenze di carburante cerebrale.

Inoltre, è stato osservato che i tassi di autismo sono correlati positivamente con i livelli di precipitazioni e gli abbonamenti alla televisione via cavo (Waldman 2006). Questi fattori indicano la probabilità che uno non esca per fare attività fisica e quindi non si ripristinano i livelli degli amminoacidi nel sangue.

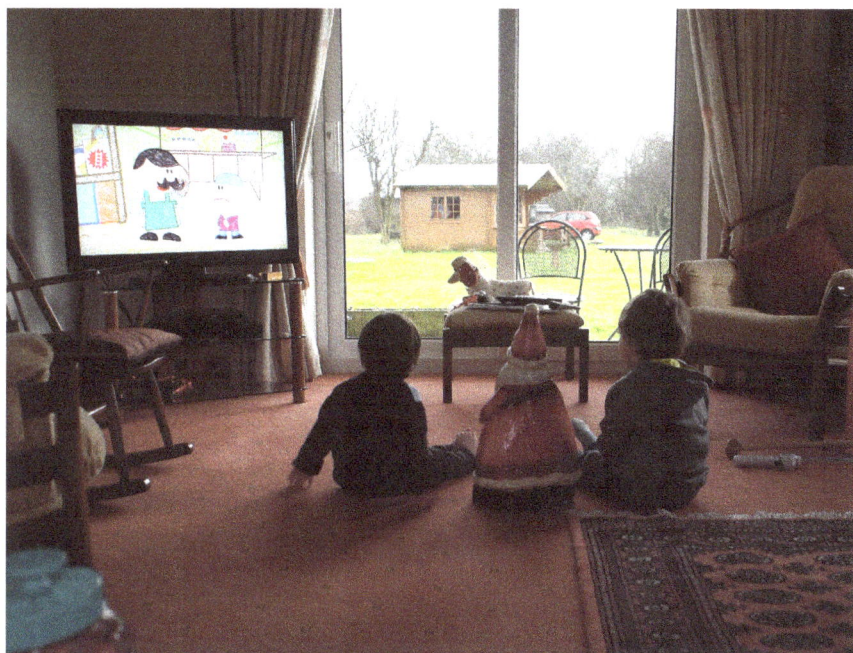

Figura 33. Bambini guardando la televisione
Julian Tysoe

Alcuni genitori hanno provato a cambiare la dieta dei loro figli autistici. È stato riscontrato che alcune condizioni - insonnia, idiosin- crasie dietetiche - sono curabili con la dieta o integratori a qualsiasi età. Altre condizioni, invece, sono curabili solo a meno di 2 anni d'età, poi no. Penso che nel primo caso sono cose puramente biochimiche, che scompaiono non appena si ripristinano i livelli dei nutrienti carenti. Per esempio, nel caso dell'insonnia c'è una semplice trasformazione di triptofano in melatonina:

Triptofano > Serotonina > Melatonina

Il secondo caso credo sia una questione di sviluppo neurologico. I nostri cervelli sono programmati per svilupparsi in determinati modi a determinate età. Ad esempio, la maggior parte dei bambini comin- ciano a parlare da 12-24 mesi. Se il cervello non è in grado di compiere questi sviluppi neurologici a quell'età, sarà molto difficile riprendersi da questo deficit quando il cervello sarà passato fuori da questo stadio di sviluppo. Il cervello però è "plastico" e forse con la dieta adeguata è possibile, seppur lentamente, sviluppare queste facoltà.

Depressione

Esistono molte prove che dimostrano che la SAMe funziona alla pari con alcuni farmaci antidepressivi, ma i revisori giudicano che non sono di qualità sufficiente per essere affidabili (Cuomo 2020). Per quanto riguarda il triptofano, sono stati fatti più di 100 test e questi test suggeriscono che il triptofano è migliore del placebo nell'alleviare la depressione, ma ancora una volta i revisori giudicano che solo due di questi test sono di qualità sufficiente per essere affidabili (Shaw 2002). Perché, per una cosa così importante, il sistema sanitario non ha reso gli studi clinici abbastanza robusti statisticamente da chiarire questa domanda?

Consideriamo le implicazioni della depressione che viene ampiamente trattata con antidepressivi. Una cosa è certa: se la depressione è causata da una carenza di nutrienti, trattare la depressione con farmaci antidepressivi senza affrontare la carenza di nutrienti sottostante significa che il corpo e forse altre parti del cervello saranno soggetti a una carenza nutrizionale a lungo termine. È una cosa molto importante da capire:

> *I trattamenti palliativi della depressione, dell'insonnia e di altre condizioni mentali possono significare che una carenza nutrizionale negli altri tessuti corporei passerà inosservata, a scapito di quei tessuti.*

Forse un caso di questo genere lo vediamo nel Alzheimer.

Malattia di Alzheimer

La malattia di Alzheimer è un altro enigma. Dopo tanta ricerca ci sono però alcuni risultati positivi. Forse un'altra doppia carenza: triptofano e colina.

Triptofano

Due integratori di triptofano sono stati provati nei topi transgenici Alzheimer con successo (Yasuhisa 1, Yasuhisa 2). Questi topi 5xFAD, che hanno 5 geni Alzheimer, ricapitolano molti fenotipi correlati all'Alzheimer. Placche amiloidi, accompagnate da gliosi, si osservano nei topi di appena due mesi di età. La patologia amiloide è più grave nelle femmine che nei maschi. La perdita di neuroni si verifica in più regioni del cervello, a partire da circa 6 mesi nelle aree con l'amiloidosi più pronunciata. I topi mostrano una serie di deficit cognitivi e motori.

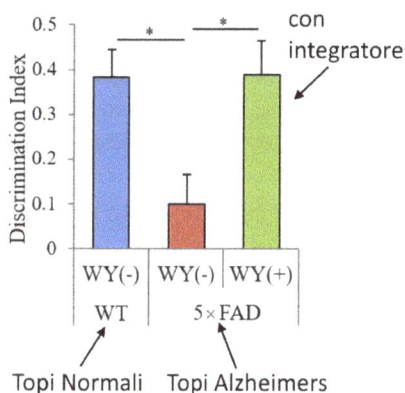

Figura 34. Effetti del peptide WY (triptofano-tirosina) nella dieta sul test di riconoscimento di oggetti nuovi. I dati rappresentano i valori medi con errore standard dell'indice di discriminazione di 13 topi wild-type (tipo selvatico), 9 topi transgenici di controllo e 9 topi transgenici alimentati con una dieta contenente il peptide WY.

Yasuhisa 1

In questi esperimenti, i topi 5xFAD hanno ricevuto un integratore di triptofano per 3 mesi, dopo di che sono stati sottomessi a vari esami e prove. Gli esami hanno dato risultati positivi, come la riduzione di placche e gliosi. Riguardo alle prove, una di queste, il compito NOR, è una prova di memoria che valuta la capacità dei roditori di riconoscere un nuovo oggetto nell'ambiente. Fondamentalmente, questa metodologia valuta la preferenza naturale che mostrano i roditori per dei nuovi oggetti. Quando gli animali sono esposti a due oggetti, uno familiare e uno nuovo, si avvicinano frequentemente e trascorrono più tempo ad esplorare l'oggetto nuovo rispetto a quello familiare. La preferenza per un oggetto nuovo significa che si ricordano l'oggetto familiare.

Il compito NOR: durante la fase di familiarizzazione, un animale viene posto nell'arena in campo aperto contenente due oggetti campione identici (A + A), per alcuni minuti. Dopo un intervallo di ritenzione, durante la fase di test, l'animale viene riportato nell'arena in campo aperto con due oggetti - uno dei primi oggetti campione e uno nuovo (A + B). I ratti normali si ricordano di aver già esaminato il primo oggetto campione allora trascorrono più tempo ad esplorare il nuovo oggetto.

Nel test dei topi con l'Alzheimer nutriti con gli integratori di triptofano, i topi trattati si sono comportati come i topi normali.

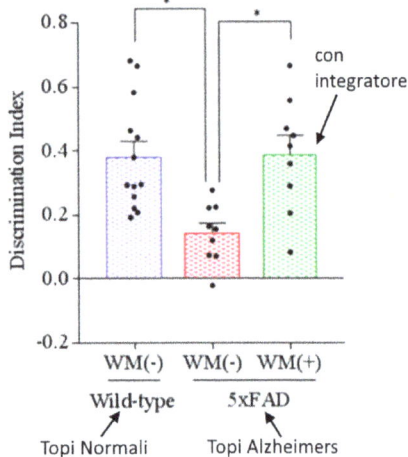

Figura 35. Effetti del peptide WM (triptofano-metionina) nella dieta sul test di riconoscimento di oggetti nuovi. I dati rappresentano i valori medi con errore standard dell'indice di discriminazione di 13 topi wild-type (tipo selvatico), 9 topi transgenici di controllo e 9 topi transgenici alimentati con una dieta contenente il peptide WM.

Yasuhisa 2

Cioè, si sono ricordati del primo oggetto e hanno passato più tempo ad esplorare l'oggetto nuovo (Figure 34 e 35).

Questi integratori sono dei dipeptidi, cioè due amminoacidi collegati. Uno è composto di triptofano-tirosina (Figura 34) e l'altro di triptofano-metionina (Figura 35). Le sperimentazioni, che sono state effettuate con i due diversi tipi di dipeptidi, hanno portato a risultati uguali, quindi l'effetto positivo del trattamento viene attribuito al triptofano.

Da verificare sono se il triptofano dev'essere in forma dipeptide e, se vero, se questo dipeptide dev'essere formato da due amminoacidi che entrano il cervello tramite il LAT1. È inoltre necessario verificare se l'età è importante, dato che i topi erano giovani - avevano meno di 6 mesi.

Però, il gruppo di ricerca ha già fatto due esperimenti a questo scopo, con risultati positivi.

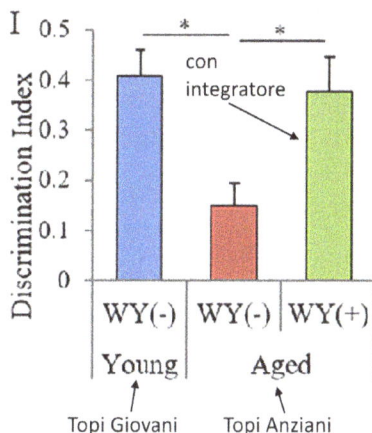

Figura 36. Effetti del peptide WY
(triptofano-tirosina) nella dieta sul test di
riconoscimento di oggetti nuovi per topi
anziani.
Yasuhisa 1

Per valutare gli effetti del peptide WY sulla compromissione della memoria nei topi anziani normali, varie prove sono state fatte. L'indice di discriminazione del test NORT era diminuito nei topi anziani di controllo ma, ancora una volta, questo indice di memoria era aumentato nei topi anziani alimentati con la dieta contenente il peptide WY (Figura 36).

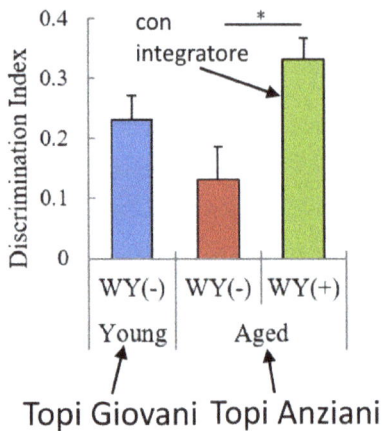

Figura 37. Effetti del peptide WY
(triptofano-tirosina) somministrato per via
orale sul test di riconoscimento di oggetti
nuovi per topi anziani.
Yasuhisa 1

In una seconda prova, ai topi anziani con dieta normale è stato somministrato per via orale 10 mg/kg di peptide WY per 14 giorni e anche qui l'indice di discriminazione era aumentato rispetto ai topi anziani di controllo (Figura 37). Questi risultati hanno indicato che l'assunzione del peptide WY ha prevenuto e persino invertito il deterioramento della memoria nei topi anziani. Insomma, sembra che il triptofano possa prevenire il deterioramento della memoria associato alla senescenza, non solo quello dovuto alla malattia di Alzheimer.

Colina

La malattia di Alzheimer ha una componente colinergica nella disfunzione della memoria che significa carenza di acetilcolina nel cervello. I primi tentativi di trattare i pazienti con la malattia di Alzheimer hanno utilizzato precursori colinergici per il cervello. Nonostante i primi risultati incoraggianti, approfonditi studi clinici non hanno confermato l'utilità clinica.

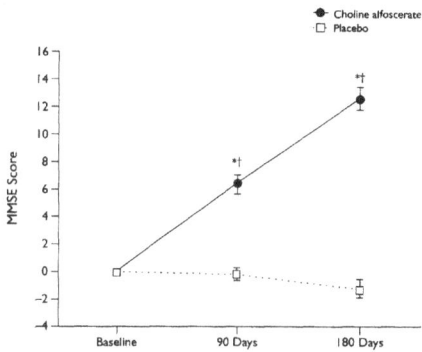

Figura 38. Risultato del MMSE (Mini Mental
State Exam)
Moreno

La colina non oltrepassa la barriera ematoencefalica in quantità sufficiente per avere effetti procognitivi. La colina alfoscerato (CA), invece, ha un ampio attraversamento della barriera ematoencefalica come è stato confermato dallo studio su 261 pazienti (132 con colina alfoscerato/129 con placebo). I pazienti trattati hanno ricevuto 400 mg CA oppure capsule di placebo, 3 volte al giorno, per 180 giorni. A 180 giorni tutti i parametri valutati (MMSE, GDS, ADAS-Behav, ADAS-Total e CGI) sono migliorati nel gruppo trattato con CA, mentre nel gruppo placebo sono rimasti invariati o peggiorati. La Figura 38 mostra il risultato del MMSE (Mini Mental State Exam), un test neuropsicologico per la valutazione dei disturbi dell'efficienza intellettiva e della presenza di deterioramento cognitivo. Un aumento di MMSE significa un <u>miglioramento</u> cognitivo.

L'ADAS-COG (Alzheimer's Disease Assessment Scale–Cognitive Subscale) è un test che valuta il livello di disfunzione cognitiva nella malattia dell'Alzheimer. Un aumento dell'ADAS-COG significa un <u>peggioramento</u> cognitivo. I risultati di questo studio (Figura 39) suggeriscono l'utilità clinica e la tollerabilità dell'CA nel trattamento dei disturbi cognitivi della demenza (tipo Alzheimer).

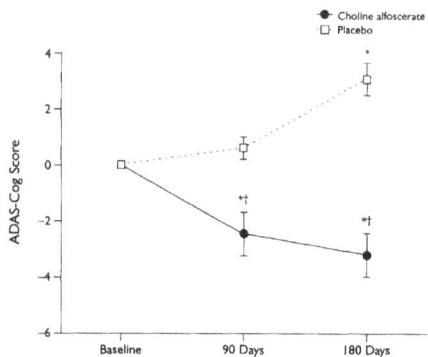

Figura 39. Risultato del Alzheimer's Disease
Assessment Scale–Cognitive Subscale
(ADAS-COG)
Moreno

A questo punto vorrei far notare la differenza tra i due test. Il test ADAS-COG (Fig. 39) rileva una notevole peggioramento delle persone trattate con placebo, mentre nel test MMSE (Fig.38) il peggioramento è poco. In entrambi i test, invece, le persone trattate con la colina alfoscerato hanno avuto un notevole miglioramento. Sembra, allora, che il test MMSE non sia un buon test per rilevare la demenza dovuta all'Alzheimer. Allora perché le persone trattate con colina alfoscerato hanno rilevato un incremento delle funzioni cognitive? A mio avviso, la colina alfoscerato migliora anche le prestazioni mentali non relative alla demenza Alzheimer. Ripeto il risultato della prova: a 180 giorni tutti i parametri valutati (MMSE, GDS, ADAS-Behav, ADAS-Total e CGI) sono migliorati nel gruppo trattato con CA, mentre nel gruppo placebo sono rimasti <u>invariati</u> o peggiorati."

Uno dei meccanismi potrebbe essere che le persone trattate hanno capito meglio le domande del test perché la CA può correggere difetti nel riconoscimento vocale; cioè la capacità di comprendere ciò che è stato detto (Na 2021). Questo significa che, in certi casi, la perdita dell'udito e dovuto a una perdita dell'elaborazione uditiva centrale dovuta a carenza di colina.

Conclusione sull'Alzheimer

L'Alzheimer è una malattia sempre più enigmatica. Come possono due diversi nutrienti far migliorare i sintomi dell'Alzheimer? Forse la risposta sta nella barriera ematoencefalica. Normalmente questa controlla quali sostanze entrano nel cervello. Quando perde capacità, lascia entrare sostanze proibite e non fa invece passare le sostanze desiderate. Per esempio, quando la barriera ematoencefalica è integra, le varie forme di colina vengono trasportate dentro il cervello. Con l'Alzheimer, invece, solo certe forme riescano ad entrare, come l'alfoscerato di colina. Il triptofano, invece, sembra che ripristini la barriera ematoencefalica. Negli esperimenti di Yasuhisa et al., relativi proprio a questo, non solo la memoria è tornata normale, ma anche i tessuti cerebrali si sono cominciati a ripristinare, con la riduzione di placche e gliosi. Questo si accorda con la teoria secondo cui l'Alzheimer ha una componente infettiva che distrugge il tessuto cerebrale. La barriera ematoencefalica non regge più e batteri e/o virus riescano a penetrare nel cervello. In ogni caso, se la barriera ematoencefalica non funziona normalmente, non entrano nel cervello le sostanze desiderate mentre entrano invece quelle indesiderate. Se quindi la carenza di triptofano fosse alla base di questa malattia, allora le attuali cure stanno andando solo verso palliativi invece di andare verso le giuste cure.

I trattamenti palliativi della depressione, dell'insonnia e di altre condizioni mentali possono far sì che una carenza nutrizionale negli altri tessuti corporei passerà inosservata, a scapito di quei tessuti.

Colina

Abbiamo appena visto come la colina è molto importante per il cervello. A tal proposito non sono state fatte molte ricerche sulla carenza di questo nutriente. Sappiamo che la mania associata al disturbo bipolare è stata trattata con successo con la lecitina, che è ricca di colina (Cohen 1982). Questo sembra indicare che i neurochimici contenenti colina sono il "freno" che tiene sotto controllo il cervello.

Gli studi indicano anche che la carenza acuta di colina provoca l'accumulo di lipidi nel fegato, nel cuore e nei tessuti arteriosi. In altre parole, una carenza di colina può causare malattie cardiache. La ragione di ciò è che la colina è necessaria per il trasporto inverso del colesterolo, nel senso che questo viene spostato dai tessuti periferici, come le pareti delle arterie, al fegato per l'escrezione biliare (Tall 1998).

Tabella 6. Contenuto approssimativo di equivalenti di colina

Alimento	Total colina (mg/100 g)
Tuorlo d'uovo	820
Fegato e salsiccia di fegato, rognoni	200-500
Trippa, frattaglie, stomaco	200-500

Uova, intere	230-300
farina di soia	190
Fagioli di soia arrostiti	124
Carni e pesce	60-100
Miso/tauchu	72
Altri legumi (media)	33
Cereali integrali	30
Verdure e frutta	30
Tofu (cagliata di soia)	27
Latte e formaggio	15
Latte di soia	13
Grassi e oli	5
Albume d'uovo	1

Uova, rognone, fegato e trippa hanno un alto tenore di colina, ma le uova e trippa hanno anche un alto tenore di colesterolo, e per ciò che viene sconsigliato il loro uso. Potrebbe essere che anche questo ha contribuito al sorgere dell'Alzheimer? Infatti, sembra proprio così. Topi con due geni di Alzheimer alimentati da giovani con maggiore colina nella dieta avevano meno placche e più memoria dei topi controlli (Velazquez 2019).

Parkinson e Tirosina - Un Terzo Amminoacido del Trasportatore LAT1

La tirosina è un altro amminoacido che compete con il triptofano, la metionina e altri amminoacidi per entrare nel cervello tramite il trasportatore LAT1. La tirosina è importante perché va a formare la dopamina. Questo neurotrasmettitore è alla base del nostro sistema di ricompensa, responsabile della motivazione, dell'apprendimento associativo e delle emozioni positive, in particolare quelle che coinvolgono il piacere (ad esempio gioia, euforia ed estasi). Una carenza di dopamina, d'altra parte, provoca la malattia di Parkinson. Non si sa se la malattia del Parkinson sia curabile con la tirosina, ma alcuni medici lo consigliano (Van Dyke 2018, Lemoine 1989). Alcune sperimentazioni sui topi hanno identificato che con l'aumento di tirosina nella dieta si influisce sulla produzione di dopamina nel cervello (Fernstrom).

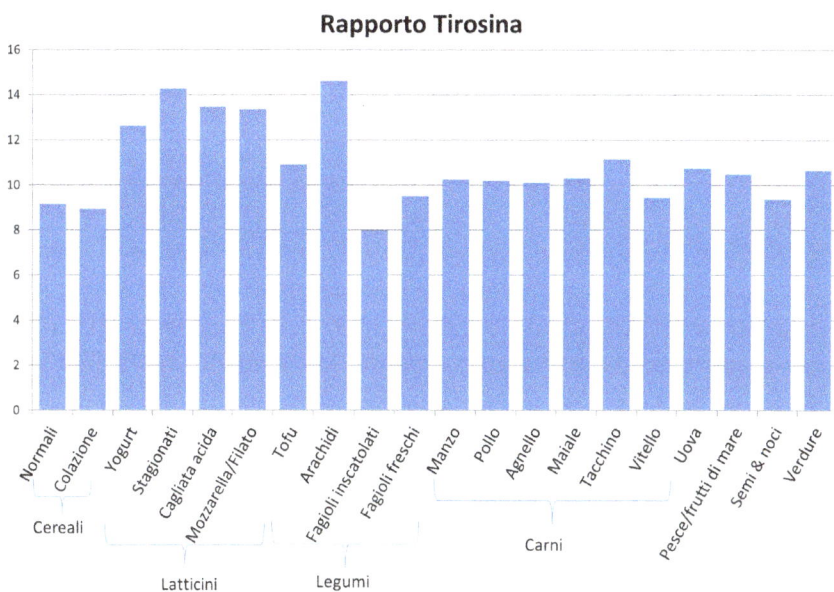

Figura 40. Rapporto Tirosina per gruppi di alimenti, pronti per il consumo. La mozzarella è a latte intero (NDB # 01026) e il formaggio a pasta filata (string) è a bassa umidità, parzialmente scremata (NDB # 01029). Le carni non includono fegato o altri organi. I semi e le noci non includono noci del Brasile, noci di macadamia o noci essiccate.

Dalla Figura 40 si può vedere che formaggi e altri prodotti lattiero-caseari hanno un rapporto di tirosina più elevato rispetto ad altri alimenti. Ricordi, dai capitoli precedenti, che gli olandesi mangiavano molto formaggio? Quindi, non solo erano ben forniti di serotonina, ma di sicuro non gli mancava la dopamina. Avevano in abbondanza sia l'ormone della felicità (serotonina), e anche quello della gioia, euforia ed estasi (dopamina). Dev'essere stata un'epoca straordinaria.

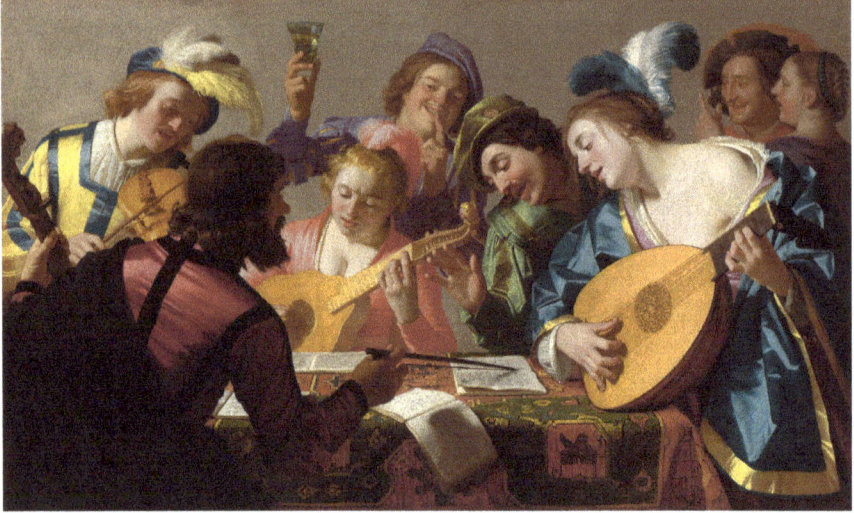

Figure 41. Il Concerto
Gerard van Honthorst (1623)

Alcol

Qui è coinvolto anche l'alcol. Questo esercita effetti sul cervello, stimolando il rilascio sia di dopamina che di serotonina (Costardi 2015). Il rilascio di serotonina è ridotto durante l'astinenza da alcol e questo potrebbe essere associato a ricadute. Qualcuno che gestisce un centro di riabilitazione per alcolisti mi ha spiegato che smettere di bere non è difficile per loro, ma dopo qualche settimana si ammalano di una forte depressione e questo porta in genere ad una ricaduta. Una dieta, ad alto rapporto di triptofano e metionina, potrebbe aiutare in questa situazione. Ho notato anche su me stesso, ed altre persone mi hanno confermato, che una dieta ricca di triptofano riduce la voglia di alcol.

Folacina

Aggiungo la folacina perché è molto importante ed i fagioli ne sono una buona fonte. Non vorrei che venissero trascurati perché mancano di metionina.

La folacina è molto importante per la salute mentale. È necessaria per il corretto funzionamento di tre neurotrasmettitori: serotonina, dopamina e noradrenalina. Elimina anche l'omocisteina, una tossina che impedisce centinaia di reazioni biochimiche e che è sempre più legata alla depressione, all'ansia e alla schizofrenia. La folacina ricicla l'omocisteina in metionina. Un integratore di SAMe crea l'omocisteina che potrebbe provocare l'ansia se uno è carente di folacina. Quindi la folacina è necessaria per due funzioni neurologiche: il funzionamento di tre neurotrasmettitori cerebrali e il riciclaggio di un sottoprodotto tossico.

Molti prodotti a base di cereali sono obbligati, per legge in alcuni paesi, ad essere fortificati con folati, principalmente per ridurre i difetti alla nascita come la spina bifida. Anche altri alimenti non fortificati possono fornire folati. In generale, i legumi (soia, arachidi e altri fagioli, ma non il tofu) e le verdure a foglia verde crude sono buone fonti quotidiane di folato (Tabella 7). Nota che il processo di inscatolamento riduce il folato nei fagioli. Anche il fegato è un'ottima fonte. Le quantità consigliate variano da 190 a 600 µg/die, a seconda dell'età, del sesso e dello stato di gravidanza o allattamento.

Tabella 7. Alimenti ad alto contenuto di folati

Alimento	Equivalente Dietetico Folacina (µg/100 g)
Estratto di lievito spalmabile	5881
Lievito, secco	2340
Cereali da colazione arrichiti di vitamine	300-2000+

Fegatini di pollame	560-738
Germe di grano, tostato	352
Fegato di agnello, vitello e manzo	250-400
Farina di soia	220-300
Semi/burro di girasole	222-238
Papad (farinaceo indiano)	219
Fagioli, **preparati freschi**	100-200
Spinaci crudi	194
Asparagi cotti	149
Spinaci bolliti	146
Arachidi, tostate a secco	145
Carciofo cotto	119
Broccoli, cotti	108
Fagioli, **in scatola**	25-77
Tofu	17-44

Omega-3

Oltre a migliorare le prestazioni mentali, alcuni studi indicano che una dieta ricca di omega-3 può prevenire o ritardare la demenza e migliorare la nostra salute generale a qualsiasi età.

Il pesce azzurro, i semi di lino e i semi di chia sono buone fonti di omega-3, ma anche i pesci d'allevamento (tilapia e salmone) e le uova di gallina ne forniscono alcuni (Tabelle 8 e 9). Sembra che i polli che mangiano piante con ALA trasformano quell'omega-3 in DHA, la forma richiesta dagli esseri umani, e lo depositano nell'uovo.

Tabella 8. Alimenti ad alto tenor di acido grasso ALA

Alimento	ALA (g/100 g)
Olio di semi di lino	53
Farina di semi di lino	≈22
Olio di canola	6-9
Noci nere	2
Orzo	≈0,11
Frumento (invernale rosso duro)	0,027-0,048

Le nostre attività stanno sovrasfruttando la pesca, con conseguente minor quantità di omega-3 disponibile. Quindi le piante terrestri che producono DHA dovranno colmare il deficit.

La quinoa potrebbe essere una soluzione. Una pianta questa d'alta quota, facile da coltivare, la quinoa contiene tanto DHA quanto le uova di gallina. Finora, le uniche piante conosciute che sintetizzavano DHA erano le alghe.

Tabella 9. Alimenti ad alto tenor di acido grasso DHA

Alimento	DHA (g/100 g)
Olio di salmone	18
Olio di fegato di merluzzo	11
Olio di sarda	11
Caviale, nero e rosso, granulare	3,8
Sgombro, salato	3,0
Uova di pesce, specie miste, cotte a calore secco	1,8

Salmone d'Atlantico d'allevamento, cotto	1,5
Salmone d'Atlantico selvatico, cotto	1,4
Acciughe, europee, sott'olio, sgocciolate	1,3
Cervello di agnello, saltato in padella	1,3
Coregone, specie miste, cotto a calore secco	1,2
Sgombro, Pacifico e Jack, specie miste, cotte a calore secco	1,2
Aringhe atlantica affumicate	1,2
Tonno pinna blue fresco, cotto a calore secco	1,1
Salmon, Atlantic, wild, raw	1,1
Aringa atlantica, cotta a calore secco	1,1
Sgombro spagnolo, crudo	1,0
Sardine atlantiche, sott'olio	0,51
Cervello di maiale, brasato	0,46
Tilapia, cotta a calore secco	0,13
Tuorlo d'uovo di gallina, crudo, fresco	0,11
Uovo di gallina, intero, cotto fritto o in camicia	0,06
Quinoa, cruda	0,05
Uovo di gallina, intero, cotto sodo o strapazzato	0,04

La crescente popolarità della quinoa e il fatto che cresce solo ad alta quota ha messo sotto pressione quegli ecosistemi. Per affrontare questo problema, si potrebbe ibridizzare la quinoa con altre piante per far sì che anche queste producano DHA. Per esempio, il farinello comune (Chenopodium album) è imparentato con la quinoa e ha qualità simili ma può crescere in zone più calde. Potremmo coltivare ibridi incrociati di quinoa e farinello che crescerebbero in zone più calde ma che produrrebbero anche DHA, prolungando anche la stagione di coltivazione.

Conclusione

Dai dati riportati, sembra che gli stessi cambiamenti di dieta e stile di vita potrebbero essere alla base delle pandemie di demenza, depressione, insonnia, diabete e autismo. Il meccanismo comune è il trasportatore LAT1, che è stato trascurato, e gli amminoacidi che lo usano per entrare nel cervello. Sembra complicato? Forse è per questo che non è stato mai considerato. Inoltre, una **doppia o anche tripla carenza** – triptofano, metionina e cholina - può passare inosservata perché la nostra tendenza è cercare cause singole. Aggiungi a ciò il fatto che il complesso sistema di trasporto nel cervello risente della mancanza di esercizio fisico e hai una situazione che sarebbe difficile da chiarire.

Aumentare bruscamente i livelli di triptofano/metionina può portare a prodigalità e sindrome serotoninergica, e potrebbe anche influenzare la resistenza all'insulina. Consultate il vostro medico o dietologo prima di prendere gli integratori di triptofano e metionina o cambiare la dieta per aumentarli, in modo che possano tenerti sotto osservazione. Rimane sempre molto importante l'attività fisica che al giorno d'oggi, attraverso app e orologi fitness, diventa facile da monitorare.

6

⁕

Panorama dei Nutrienti e Cibi Cerebrali

Fà che il cibo sia la tua medicina e che la medicina il tuo cibo.

Ippocrate

Questo capitolo fornisce un riassunto di tutti i diciotto carburanti cerebrali, i loro effetti corrispondenti e gli alimenti ad alto contenuto di questi nutrienti. La Tabella 10 presenta queste informazioni in un unico posto: una pratica guida di riferimento rapido a tutte queste informazioni complesse.

Tabella 10. I cibi cerebrali, loro effetti e cibi cerebrali corrispondenti. I cibi cerebrali sono in ordine di tenore del nutriente cerebrale.

Nutriente Cerebrale	Effetti	Cibo Cerebrale/Integratore

Colina	Memoria spaziale, QI	Uova, comprese omelette, toast alla francese, crema pasticcera, crème caramel, quiche, spätzle, stracciatella. Miso (come pasta). Farina di soia. Fegato, Braunschweiger e paté.
Omega-3	Memoria sequenziale	Olio di fegato di pesce. Pesce (DHA), compresi i bastoncini di pesce. Noci, semi di lino, semi di chia e altre fonti della forma ALA. Uova (DHA).
Vitamina D	La carenza è responsabile del disturbo affettivo stagionale (SAD)	Olio di fegato di pesce. Pesce, compreso il pesce gatto. Funghi. Latte arricchito con vitamina D. Luce solare.
Triptofano	Motivazione, memoria, umore ed empatia	Formaggi al caglio freschi e di pasta filata. Spinaci surgelati (non freschi, molto probabilmente a causa della frattura degli organelli cellulari). Semi di sesamo. Hummus, tahini e sesamo croccante. Semi di chia.
Vitamin A	La carenza di vitamina A potrebbe causare schizofrenia	Olio di fegato di pesce. Fegato. Formaggi a Caglio, Uova. Verdure

Betaina	Riduce la tossina omocisteina	Quinoa. Prodotti di grano e orzo. Barbabietole.
Vitamina B6	Necessario per produrre quattro neurotrasmettitori, inclusa la serotonina	Cereali da colazione fortificati. Pesce. Semi e noci, soprattutto pistacchi. Riso e crusca di frumento. Germe di grano.
Folacina	La carenza è diffusa e può causare depressione o schizofrenia	Cereali da colazione fortificati. Fegati di pollame. Legumi, soprattutto ceci e farina di soia. Semi e noci.
Vitamina B12	Necessario per il corretto funzionamento del folato.	Vongole e altri molluschi. Fegato, specialmente agnello, manzo, vitello. Sgombri e aringhe. Braunschweiger. Formaggi.
Fosfatidilserina, alfa-GPC	Agiscono conto la demenza	Lecitina, alfa-GPC (Moreno 2003)
Magnesio	La carenza provoca depressione	Grano e crusca di riso. Cacao. Soia. Semi e noci. Avena. Quinoa.
Zinco	La carenza provoca depressione e può essere responsabile di anoressia e difetti alla nascita	Ostriche. Fegato. Semi. Ossobuco (stinco di manzo).
Calcio	La carenza provoca depressione	Sesamo. Formaggio. Tofu.

Metionina	La carenza provoca la depressione	Tacchino. Salsicce. Pesce. Semi di chia.
Cisteina	Gli effetti della carenza sono sconosciuti, ma l'integrazione tratta molteplici condizioni mentali, comprese le *allucinazioni uditive* (voci).	N-acetilcisteina. Fegato e milza di manzo. Germe di grano. Rognone di maiale. Uova di pesce.
Arginina	La carenza provoca malattie cardiache e diabete	Semi e noci. Ceci, lupini e fave. Altri fagioli. Spinaci surgelati. Avena.
Vitamina C	La carenza provoca letargia e malessere. Gravi carenze provocano lo scorbuto.	Acerola. Peperoni. Cavolo riccio e altre verdure. Agrumi e kiwi.
Glycina	Principale neurotrasmettitore. Tratta alcuni sintomi della schizofrenia.	Gelatina. Cute di maiale e altri tessuti non muscolari. Pollo fritto (con cute). Arachidi.
Flavonoidi	Agiscono contro la demenza	Prezzemolo. Cipolle. Vino rosso. Cioccolato fondente. Tè. Banane. Frutti di bosco. Agrumi.

La Dieta Onnivora e Scelta Alimentare

Vista la varietà di cibi necessari per alimentare il nostro cervello, non c'è da meravigliarsi che ci sia voluta una dieta onnivora per farci essere quello che siamo oggi. Considerando questo è logico che le aree di maggiore fioritura artistica siano avvenute in luoghi con il "triplo ecosistema", perché queste regioni fornivano una dieta onnivora molto varia fornita con i cibi necessari a nutrire il cervello.

Ma, con tutti questi cibi, come si fa a sapere cosa mangiare? Bisogna usare il proprio cervello! Sì, si è evoluto per fare proprio questo. Considerando di quanti cibi diversi ha bisogno, ha senso che il cervello sia in grado di dire al corpo ciò che vuole. Questo è noto come "scelta del cibo" (Food Choice). Senza questa capacità un organismo complesso non sarebbe in grado di assicurarsi di avere una dieta adeguata. Ecco perché carenze minori fanno sì che mangiare un determinato cibo sembra "un'ottima idea" e le carenze gravi causano le smanie.

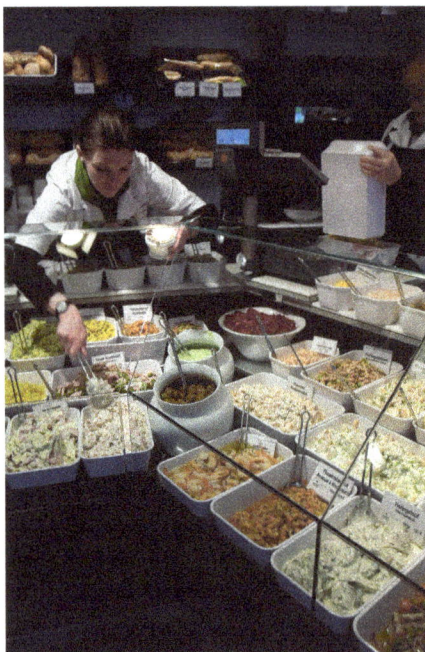

Figura 42. Una gastronomia a Francoforte, Germania, un ottimo posto per praticare la scelta del cibo
Jorge Royan

Certo che alcune scelte alimentari possono ingannarci. Ad esempio, i carboidrati aumentano il rapporto di triptofano nel sangue, motivo per cui abbiamo le smanie per i carboidrati, ma al costo di più calorie. Quindi, se si ha un desiderio che non può essere soddisfatto, si può consultare un dietologo per identificare se c'è un'altra carenza di nutrienti sottostante.

Anche i bambini mostrano preferenze nel mangiare. Quindi, piuttosto che cercare di indovinare di cosa hanno bisogno, potrebbe essere una buona idea presentargli un assortimento di alimenti per il cervello, insieme a frutta e verdura, e lasciare che siano loro a scegliere cosa mangiare (assicurandosi sempre che facciano abbastanza attività fisica).

Una conferma per la scelta del cibo è il gusto. Quando proviamo un cibo e ci sembra che abbia un sapore particolarmente buono, più del normale, è il nostro cervello che conferma che ne abbiamo bisogno e ci incoraggia a mangiarne di più. Forse è anche per questo che non mescoliamo certi cibi – "diluisce" i nutrienti carenti e confonde il gusto.

Infine, la sperimentazione alimentare è un altro comportamento importante per gli onnivori. Per mantenerci ben nutriti, dobbiamo essere disposti a provare nuovi cibi. Questo comportamento è normale e desiderabile, mentre la riluttanza a provare nuovi cibi può essere dovuta ad una carenza. Ho visto con i miei occhi quest'ultima condizione ed è una trappola nutrizionale difficile da cui far uscire i bambini, perché li portano a non mangiare ciò di cui hanno bisogno. In tal caso si può ricorrere agli integratori che eliminano l'omocisteina per tirarli fuori da queste psicosi.

La Cultura Regna

Seguire una dieta onnivora basata sui nutrienti cerebrali non è necessariamente facile, perché da un lato ci sono almeno diciotto diversi carburanti cerebrali e dall'altro, molti degli alimenti odierni che mancano di questi nutrienti sono economici, convenienti, ampiamente disponibili e fortemente commercializzati. Dobbiamo sviluppare strategie per rendere l'accesso a una varietà di cibi per il cervello più facile ed economico. Ora che sappiamo quali sono i nutrienti e quali sono i cibi che li contengono, potremmo creare o rinnovare alcune tradizioni culinarie. Una di queste tradizioni è quella di avere un giorno della settimana riservato a determinati cibi, come il pesce al venerdì. A Roma vanno ancora oltre con "giovedì gnocchi, venerdì pesce, sabato trippa". Sono queste semplici tradizioni culturali che hanno fatto sì che alcuni alimenti siano rimasti una costante della dieta alimentare italiana.

La Dieta "Brain Fuel"

Uova, formaggio, trippa, fagioli, pesce azzurro - la dieta del Rinascimento toscano. Ma, non è questa la cucina povera? E non è quello che si è mangiato durante la guerra ed il dopoguerra? Ma allora non sarà che il boom italiano del dopoguerra sia stato dovuto proprio al fatto che quella generazione, senza saperlo, aveva qualche marcia in più, dovuta proprio alla dieta alimentare? Proprio come l'Inghilterra ha avuto un boom di musicisti, l'Italia ha avuto la sua generazione di artigiani ed artisti che hanno lanciato il boom economico e culturale del dopoguerra ed hanno prodotto cose bellissime invidiate in tutto il mondo. Questo succedeva proprio al momento in cui il mondo si stava aprendo e nuove tecnologie venivano sfruttate. Non sarà che, alla fine dei conti, la povertà potrebbe avere un lato positiva?

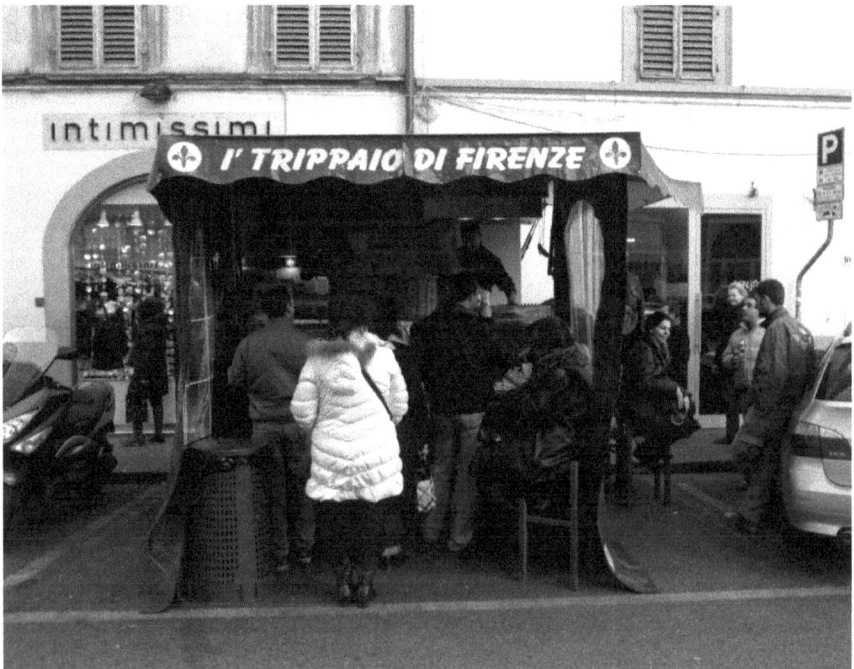

Figura 43. Lampredottaio a Firenze, una ottima fonte di colina
Fabio Venni

7

Ringraziamenti

Innanzitutto, ringrazio Helen Cooper per la sua stretta collaborazione nella ricerca, scrittura e revisione del primo libro, ma sono particolarmente grata per la sua perseveranza di fronte alle numerose aggiunte che sono emerse con il progredire del libro. Sono molto grato a Danila Giacobello per la traduzione e Bruce Emery, Janet Elbetri, e Josephine Anderson per i significativi contributi di editing. Molte persone hanno fornito feedback che hanno creato una così vasta gamma di conoscenze e li ringrazio per il loro contributo: Peter Salk, Kori Klustaitis, Heather Wood Ion, Bill Doucette, Will Allen, Jonathan Woodhall, Dan Neil, Dee Shell, Martha Andresen, Don Vanderveer, Virginia Glasgow, Louise Kestenbaum, Fara Goodman, Julie Tomlin, Jane Tucker, Roberto Copa Matos, Gus Gusler, Trudi Taylor, Grace Jackson, Carol Hewitt, Gayle Schaeffer, RJ Lopez, Carl B. Turner e Jim Maney. Un ringraziamento speciale va a Simone Degan per il suo lavoro fotografico.

Diverse persone hanno aiutato in vari altri modi: Tom e Betty Jo Wright e Richard Krueger per aver trovato interessanti le mie prime idee sull'alimentazione e la civiltà; Vickie Sanderlin per libri opportuni; Chet Crum per essere una grande fonte di informazioni nutrizionali all'avanguardia; Orbi Bevil per avermi aiutato con casi di studio; Antonella Longo per gli articoli scientifici e Lawrence B. Cahoon per l'assistenza con dati oceanografici e informazioni sull'onnivorismo.

Mille grazie a Ludovica Cantarutti e l'Associazione via Montereale, Dott. Giorgio Rosanda, e il Comune di Pordenone per avermi permesso di presentare queste informazioni mentre ero in Italia e le persone che mi hanno ospitato o fornito supporto mentre ero in Italia per fare ricerche: Rolando e Antonella a Milano, Attilio Cereser e Paola Magoni, Enrico Spugnini e Alessandra Lombardi-Comite, Renato Boiano, Ava Tchitsaz, Elisabetta Gaiatto, Sandra Conti, Clara Barro e Rebecca Manzano al B&B Kip.

8

❦

Lista delle Figure

Figura 1. Cronologia che mostra la durata delle vite degli artisti toscani rinasicimentali relativi a 1) Peste bubbonica in Toscana e 2) Caduta di Bisanzio

Figura 2. Cronologia che mostra la durata delle vite degli artisti del primo Rinascimento fiorentino relativamente all'introduzione della pasta all'uovo e alla regolamentazione della pasta da papa Clemente IV

Figura 3. Ecosistemi intorno alla Toscana. Immagine di fondo di NASA

Figura 4. Tramonto a Firenze. Wikipedia:Sherseydc

Figura 5. Farina e uova da trasformare in pasta. Wikipedia: cyclonebill

Figura 6. Fiorino - Nerio Lippo, Stampa-moneta. Wikipedia: Carlomorino

Figura 7. Mozzarella. Wikipedia:John Sullivan

Figura 8. Un esempio di arte bizantina. ©PD-Art

Figura 9. Cristo davanti a Caifa di Giotto. Image da Wikipedia: Petrus-barbygere. @PD-Art

Figura 10. Madonna del Libro di Sandro Botticelli. @PD-Art

Figura 11. Prospettiva a punto singolo Wikipedia: Wolfram Goethe/ SharkD

Figura 12. Prospettiva a due punti. Imagine di fondo Wikipedia: Steve Swayne

Figura 13. L'uomo vitruviano di Leonardo da Vinci Wikipedia: Quibik. @PD-Art23

Figura 14. *Il Canzoniere* del Petrarca (Opere poetiche) illuminato da Matteo Contugi di Volterra. Wikipedia: Escarlati @PD-Art

Figura 15. Davide di Michelangelo Wikipedia: Paolo Villa

Figura 16. Cronologia degli artisti letterari inglesi (1478-1608)

Figura 17. William Shakespeare Wikipedia: Beao @PD-Art

Figura 18. Christopher Marlowe Wikipedia: Beao @PD-Art

Figura 19. Compositori classici inglesi e italiani per epoca

Figura 20. Food truck di fish & chips Wikipedia: Garry Knight

Figura 21. I Beatles (No Copyright)

Figura 22. Navi passando un mulino a vento di Abraham Storck. @PD-Art

Figura 23. Chiosco di aringhe a Koningsplein, Amsterdam. Wikipedia:Hewyrappe

Figura 24. Natura Morta con Frutta, Noci e Torre di Formaggio di Floris van Dyck (1631) @PD-Art

Figura 25. Il figlio prodigo di Gerard van Honthorst (1623) @PD-Art

Figura 26. Il Dentista di Jan Miense Molenaer, 1629 @PD-Art

Figura 27 Cavaliere ridente. Frans Hals (NL) @PD-Art

Figura 28 Elisabetta I. Nicholas Hilliard (GB) @PD-Art

Figura 29 Ragazzi con gatto e anguilla. Judith Leyster (NL) @PD-Art

Figura 30 Ritratto ideale di donna. Sandro Botticelli (I) @PD-Art

Figura 31. Rapporto Triptofano per gruppi di alimenti

Figura 32. Rapporto Metionina per gruppi di alimenti

Figura 33. Bambini guardando la televisione. Wikipedia: Julian Tysoe

Figura 34. Effetti del peptide WY (triptofano-tirosina) nella dieta sul test di riconoscimento di oggetti nuovi. I dati rappresentano i valori medi con errore standard dell'indice di discriminazeione di 13 topi wild-type (tipo selvatico), 9 topi transgenici di controllo e 9 topi transgenici alimentati con una dieta contenente il peptide WY. (Yasuhisa 1). Open Access Creative Common CC BY License

Figura 35. Effetti del peptide WM (triptofano-metionina) nella dieta sul test di riconoscimento di oggetti nuovi. I dati rappresentano i valori medi con errore standard dell'indice di discriminazeione di 13 topi wild-type (tipo selvatico), 9 topi transgenici di controllo e 9 topi transgenici alimentati con una dieta contenente il peptide WM. (Yasuhisa 2). Open Access Creative Common CC BY License

Figura 36. Effetti del peptide WY (triptofano-tirosina) nella dieta sul test di riconoscimento di oggetti nuovi per topi anziani. Open Access Creative Common CC BY License

Figura 37. Effetti del peptide WY (triptofano-tirosina) somministrato per via orale sul test di riconoscimento di oggetti nuovi per topi anziani. Open Access Creative Common CC BY License

Figura 38. Risultato del MMSE (Mini Mental State Exam). Moreno. 17 U.S.C. § 102(b)

Figura 39. Risultato del Alzheimer's Disease Assessment Scale–Cognitive Subscale (ADAS-COG). Moreno. 17 U.S.C. § 102(b)

Figura 40. Rapporto Tirosina per gruppi di alimenti.

Figura 41. Il Concerto di Gerard van Honthorst (1623) @PD-Art

Figura 42. Una gastronomia a Francoforte, Germania, un ottimo posto per praticare la scelta del cibo. Wikipedia: Jorge Royan

Figura 43. Lampredottaio a Firenze, una ottima fonte di colina. Wikipedia:Fabio Venni

9

Text and Image Copyright Licenses

Il testo e le immagini di Wikipedia utilizzati in questo libro ed elencati nel capitolo seguente sono concessi in licenza con una o più delle seguenti licenze.

CC-BY, CC-BY-SA, CC-BY-SA 1.0, CC-BY-2.0, CC-BY-SA 2.0, or CC-BY-SA 4.0

I nomi utente che contribuiscono sono presentati come "Wikipedia: nome utente".

GNU Free Documentation License (GFDL)

http://commons.wikimedia.org/wiki/Commons:GNU_Free_Docu-mentation_License

© **PD-Art** significa che questa è una riproduzione fotografica fedele di un'opera d'arte bidimensionale originale. L'opera d'arte stessa è di pubblico dominio per il seguente motivo: questa immagine (o altro file multimediale) è di pubblico dominio perché il suo copyright è scaduto.

17 U.S.C. § 102(b) significa che il materiale non e una creazione orig-inale, ma una representazione di dati, e le representazioni di data non sono protettibili.

10

Bibliografia

Amminger GP, Berger GE, Schafer MR, Klier C, Friedrich MH, Feucht M. Omega-3 Fatty Acids Supplementation in Children with Autism: A Double-blind Randomized, Placebo-controlled Pilot Study. Biol Psychiatry. 2006 Aug 18.

Badawy AA. Alcohol and violence and the possible role of serotonin.Crim Behav Ment Health. 2003;13(1):31-44.

Bae,Yun-Jung. Kim, Soon-Kyung. Low dietary calcium is associated with self-rated depression in middle-aged Korean women. Nutr Res Pract. 2012 Dec; 6(6): 527–533.

Benton D, Roberts G. Effect of vitamin and mineral supplementation on intelligence of a sample of schoolchildren. The Lancet, Volume 331, Issue 8578, Pages 140 - 143, 23 January 1988

Beretich GR Jr. Do high leucine/low tryptophan dieting foods (yogurt, gelatin) with niacin supplementation cause neuropsychiatric symptoms (depression) but not dermatological symptoms of pellagra? Med Hypotheses. 2005;65(3):628-9.

Beretich GR. Reversal of autistic symptoms by removal of low-relative tryptophan foods: case report. Med Hypotheses. 2009 Nov;73(5):856-7.

Berk M, Copolov D, Dean O, Lu K, Jeavons S, Schapkaitz I, Anderson-Hunt M, Judd F, Katz F, Katz P, Ording-Jespersen S, Little J, Conus P, Cuenod M, Do KQ, Bush AI. N-acetyl cysteine as a glutathione precursor for schizophrenia--a double-blind, randomized, placebo-controlled trial. Biol Psychiatry. 2008 Sep 1;64(5):361-8.

Berk M, Dean OM, Cotton SM, Gama CS, Kapczinski F, Fernandes B, Kohlmann K, Jeavons S, Hewitt K, Moss K, Allwang C, Schapkaitz I, Cobb H, Bush AI, Dodd S, Malhi GS. Maintenance N-acetyl cysteine treatment for bipolar disorder: a double-blind randomized placebo controlled trial. BMC Med. 2012 Aug 14;10:91.

Botiglieri T: Folate, vitamin B12, and neuropsychiatric disorders. Nutr Rev 1996, 54:382-390.

Bourre JM. Effects of nutrients (in food) on the structure and function of the nervous system: update on dietary requirements for brain. Part 1: micronutrients. J Nutr Health Aging. 2006 Sep-Oct;10(5):377-85.

Burke, Peter. The Italian Renaissance: Culture and Society in Italy Princeton: Princeton University Press, 1999.

Carrieri MP, Serraino D. Longevity of popes and artists between the 13th and the 19th century. Int J Epidemiol 2005; 34:1435–6

Cetin I, de Santis MS, Taricco E, Radaelli T, Teng C, Ronzoni S, Spada E, Milani S, Pardi G. Maternal and fetal amino acid concentrations in normal pregnancies and in pregnancies with gestational diabetes mellitus. Am J Obstet Gynecol. 2005 Feb;192(2):610-7.

Cheng S, MD, Eugene P. Rhee, MD, [...], and Thomas J. Wang, MD. Circulation. 2012 May 8;125(18):2222-31. Metabolite Profiling Identifies Pathways Associated with Metabolic Risk in Humans.

Cohen BM, Lipinski JF, Altesman RI. Lecithin in the treatment of mania: double-blind, placebo-controlled trials. Am J Psychiatr 1982, 139:1162-1164 (Lecithin is a form of choline).

Cravioto, J. Application of Newer Knowledge of Nutrition on Physical and Mental Growth and Development. Am J Public Health Nations Health. 1963 November; 53(11): 1803–1809.

Crockett MJ, Clark L, Tabibnia G, Lieberman MD, Robbins TW.

Serotonin modulates behavioral reactions to unfairness. Science. 2008 Jun 27;320(5884):1739.

Crockett MJ, Clark L, Hauser MD, Robbins TW. Serotonin selectively influences moral judgment and behavior through effects on harm aversion. Proc Natl Acad Sci U S A. 2010 Oct 5;107(40):17433-8.

Cuomo, Alessandro, et al. S-Adenosylmethionine (SAMe) in major depressive disorder (MDD): a clinician-oriented systematic review. Ann Gen Psychiatry. 2020; 19: 50.

Curcio, M, E Catto, G Stramentinoli, S Algeri. Effect of S-adenosyl-L-methionine on serotonin metabolism in rat brain . Prog Neuropsychopharmacol . 1978;2(1):65-71.

Damrosh, David, et al. The Longman Anthology of British Literature, Volume 1B: The Early Modern Period. Third ed. New York: Pearson Longman, 2006

Moreno MDJM. Cognitive improvement in mild to moderate Alzheimer's dementia after treatment with the acetylcholine precursor choline alfoscerate: a multicenter, double-blind, randomized, placebo-controlled trial. Clin Ther. 2003 Jan;25(1):178-93.

DeLeo D: S-adenosylmethionine as an antidepressant: A double blind trial versus placebo. Curr Ther Res 1987, 41(6):865-870.

D'Eufemia P, Finocchiaro R, Celli M, Viozzi L, Monteleone D, Giardini O. Low serum tryptophan to large neutral amino acids ratio in idiopathic infantile autism. Biomed Pharmacother. 1995;49(6):288-92.

Fernstrom JD. Large neutral amino acids: dietary effects on brain neurochemistry and function. Amino Acids (2013) 45:419–430

Frensham LJ, Bryan J, Parletta N. Influences of micronutrient and omega-3 fatty acid supplementation on cognition, learning, and behavior: methodological considerations and implications for children and adolescents in developed societies. Nutr Rev. 2012 Oct;70(10):594-610

Gardner HE. Frames Of Mind: The Theory Of Multiple Intelligences. Basic Books, New York, NY. 2011 http://howardgardner.com/

Helland IB, Smith L, Blomén B, Saarem K, Saugstad OD, Drevon CA. Effect of supplementing pregnant and lactating mothers with n-3 very-long-chain fatty acids on children's IQ and body mass index at 7 years of age. Pediatrics. 2008 Aug;122(2):e472.

Hoen, M. Myriam Golembiowski, Emmanuelle Guyot, Viviane De-prez, David Caplan and Peter F. Dominey. Training with cognitive sequences improves syntactic comprehension in agrammatic aphasics. Cognitive Neuroscience and Neuropsychology. Vol 14 No 3 3 March 2003

Jill JS, Cutler P, Melnyk S, Jernigan S, Janak L, Gaylor DW, and Neubrander JA. Metabolic biomarkers of increased oxidative stress and impaired methylation capacity in children with autism. Am J Clin Nutr 2004;80:1611–7.

Katon, WJ MD. The Comorbidity of Diabetes Mellitus and Depression. Am J Med. 2008 November; 121(11 Suppl 2): S8–15.

Lelekov,T. N. Franck, P. F. Dominey,and N. Georgieff. Cognitive sequence processing and syntactic comprehension in schizophrenia.Cognitive Neuroscience.Vol 11 No 10 14 July 2000

Lemoine https://pubmed.ncbi.nlm.nih.gov/2502304/

Levine J, Stahl Z, Sela BA, Ruderman V, Shumaico O, Babushkin I, Osher Y, Bersudsky Y, Belmaker RH. Homocysteine-Reducing Strategies Improve Symptoms in Chronic Schizophrenic Patients with Hyperhomocysteinemia. Biol Psychiatry. 2006 Jan 17

Leung BM, Wiens KP, Kaplan BJ. Does prenatal micronutrient supplementation improve children's mental development? A systematic review. BMC Pregnancy Childbirth. 2011 Feb 3;11:12.

Magalhães PV, Dean OM, Bush AI, Copolov DL, Weisinger D, Malhi GS, Kohlmann K, Jeavons S, Schapkaitz I, Anderson-Hunt M, Berk M. Systemic illness moderates the impact of **N-acetyl cysteine** in bipolar disorder. Prog Neuropsychopharmacol Biol Psychiatry. 2012 Apr 27;37(1):132-5.

McCann JC, Hudes M, Ames BN. An overview of evidence for a causal relationship between dietary availability of choline during development and cognitive function in offspring. Neurosci Biobehav Rev. 2006;30(5):696-712.

McCormack SE, Shaham O, McCarthy MA, Deik AA, Wang TJ,

Gerszten RE, Clish CB, Mootha VK. Circulating branched-chain amino acid concentrations are associated with obesity and future insulin resistance in children and adolescents. Pediatr Obes. 2013 Feb;8(1):52-61.

McDougle CJ, Naylor ST, Cohen DJ, Aghajanian GK, Heninger GR, Price LH. Effects of tryptophan depletion in drug-free adults with autistic disorder. Arch Gen Psychiatry. 1996 Nov;53(11):993-1000.

Meck WH, Smith RA. Pre- and Postnatal Choline Supplementation Produces Long-term Facilitation of Spatial Memory. Developmental Psychobiology, 21(4):339-353 (1988).

Meeusen R. Exercise, Nutrition and the Brain. Sports Med. 2014; 44: 47–56.

Milte CM, Parletta N, Buckley JD, Coates AM, Young RM, Howe PR. Eicosapentaenoic and docosahexaenoic acids, cognition, and behavior in children with attention-deficit/hyperactivity disorder: A randomized controlled trial. Nutrition, 2012 Jun;28(6):670-7.

Murakami H et al. Leucine accelerates blood ethanol oxidation by enhancing the activity of ethanol metabolic enzymes in the livers of SHRSP rats. Amino Acids. 2012 Dec;43(6):2545-51.

Naushad SM, Jain JM, Prasad CK, Naik U, Akella RR. Autistic children exhibit distinct plasma amino acid profile. Indian J Biochem Biophys. 2013 Oct;50(5):474-8.

Nurk E, Refsum H, Drevon CA, Tell GS, Nygaard HA, Engedal K, Smith AD. Intake of flavonoid-rich wine, tea, and chocolate by elderly men and women is associated with better cognitive test performance. J Nutr. 2009 Jan;139(1):120-7.

Rapado-Castro M, Berk M, Venugopal K, Bush AI, Dodd S, Dean OM. Towards stage specific treatments: Effects of duration of illness on therapeutic response to adjunctive treatment with N-acetyl cysteine in schizophrenia. Prog Neuropsychopharmacol Biol Psychiatry. 2014 Oct 11.

REF4:http://en.wikipedia.org/wiki/Chronological_lists_of_classical_composers_by_nationality

Rose, George A. Cod: the ecological history of the North Atlantic fisheries. Breakwater Books, 2007.

Rosenberg GS and Davis KL. The use of cholinergic precursors in neuropsychiatric diseases. Am J Clin Nutr 1982;36:709-720

Rothaus, Richard M. Corinth: The First City of Greece. Brill, 2000.

Rowse, Alfred Leslie. The England of Elizabeth. University of Wisconsin Press 2003

Russell, Bertrand. The History of Western Philosophy. New York: Simon and Schuster. 1945

Sanders, LM; Zeisel, SH. Choline: Dietary Requirements and Role in Brain Development. Nutr Today. 2007; 42(4): 181–186.

Shaham O, Wei R, Wang TJ, Ricciardi C, Lewis GD, Vasan RS, Carr SA, Thadhani R, Gerszten RE, Mootha VK. Metabolic profiling of the human response to a glucose challenge reveals distinct axes of insulin sensitivity. Mol Syst Biol. 2008;4:214.

Shaw K et al. Tryptophan and 5-hydroxytryptophan for depression. Cochrane Database Syst Rev. 2002;(1):CD003198

She P, Van Horn C, Reid T, Hutson SM, Cooney RN, Lynch CJ. Obesity-related elevations in plasma leucine are associated with alterations in enzymes involved in branched-chain amino acid metabolism. Am J Physiol Endocrinol Metab. 2007 Dec;293(6):E1552-63.

Smith, Quentin R and James Stoll. Blood-brain barrier amino acid transport. In: An introduction to the blood-brain barrier: methodology, biology and pathology. Edited by William M. Pardrige. Cambridge University Press 1998 ISBN 0 521 58124 9. 1)

USDA Nutrient Database. https://fdc.nal.usda.gov/

Valenze, D. Milk: A Local and Global History. Yale University Press 2011

Van Dyke https://asclepiusopen.com/clinical-research-in-immunology/volume-1-issue-1/4.php

Waldman, Michael and Nicholson, Sean and Adilov, Nodir, Does Television Cause Autism? (December 2006). Johnson School Research Paper Series No. 01-07, Available at SSRN: https://ssrn.com/abstract=989648 or http://dx.doi.org/10.2139/ssrn.989648

Wang TJ, et al. Metabolite profiles and the risk of developing diabetes. Nat Med. 2011;17:448–453.

Web 3. http://www.fcs.uga.edu/ext/bbb/brainTimeAdolescence.php

Wurtman RJ, Wurtman JJ. Brain serotonin, carbohydrate-craving, obesity and depression. Obes Res. 1995 Nov;3 Suppl 4:477S-480S.

Yasuhisa (1) Ano et al. Tryptophan-related dipeptides in fermented dairy products suppress microglial activation and prevent cognitive decline. Aging (Albany NY). 2019 May 31; 11(10): 2949–2967.

Yasuhisa (2) Ano et al. Preventive Effects of Tryptophan–Methionine Dipeptide on Neural Inflammation and Alzheimer's Pathology. nt. J. Mol. Sci. 2019, 20(13), 3206.

Young SN, Leyton M. The role of serotonin in human mood and social interaction. Insight from altered tryptophan levels. Pharmacol Biochem Behav. 2002 Apr;71(4):857-65.

Young SN: Folate and depression–a neglected problem. J Psychiatry Neurosci 2007, 32(2):80-82.

Zeisel SH. The fetal origins of memory: the role of dietary choline in optimal brain development. J Pediatr. 2006 Nov;149(5 Suppl):S131-6.

Biografia

La formazione diversificata del Dr. Guy Beretich in Immunologia (Ph.D.), Biologia Marina (MS), Avicoltura (BS), Chimica Industriale (Diploma di Stato Italiano) e cucina italiana (Scuola casalinga in Italia), nonché venti anni di esperienza professionale nel campo dei brevetti gli ha permesso di identificare gli effetti di nutrienti e cibi che alimentano il cervello e spiegare la loro influenza sull'evoluzione umana.

www.ingramcontent.com/pod-product-compliance
Lightning Source LLC
Chambersburg PA
CBHW041221030426
42336CB00024B/3412